DANGER

DES

INHUMATIONS PRÉCIPITÉES.

EXTRAIT

du Moniteur du 14 décembre 1834.

CHAMBRE DES DÉPUTÉS. — SÉANCE DU 13 DÉCEMBRE.
RAPPORT DES PÉTITIONS.

« Le sieur Le Guern adresse des observations sur le *danger des in-
« humations trop promptes.*

« Déjà le gouvernement, frappé de quelques exemples d'un pareil
« danger, a fait visiter, par un délégué spécial, les dépôts mortuaires
« qui sont en usage en Allemagne, et où *l'absolue certitude de la perte
« de la vie est acquise avant l'inhumation.*

« La pétition rapporte quelques faits *qui démontrent que nos lois
« civiles et nos règlements ne préviennent pas tous les périls.* Il aurait
« été possible à l'auteur d'en réunir quelques autres d'une date plus
« fraiche, et qui n'auraient pas été moins concluants *. Ses propositions
« ne sont point acceptables *pour la plupart de nos petits villages ;
« mais elles seraient facilement modifiées, selon les besoins et les res-
« sources des localités. Leur réalisation serait praticable dans une
« partie écartée des édifices consacrés au culte religieux* **.

« La pétition est utile à consulter. C'est pourquoi j'ai l'honneur de
« vous proposer d'en ordonner le renvoi à M. le ministre de l'inté-
« rieur. »

Le renvoi est ordonné.

M. GILLON, *rapporteur.*

* Tel est le but de cette édition.

** Ne serait-il pas dangereux de ramener ainsi le foyer de l'infection au sein des populations ?

DANGER

DES

INHUMATIONS PRÉCIPITÉES

EXEMPLES TANT ANCIENS QUE RÉCENTS

DE PERSONNES ENTERRÉES OU DISSÉQUÉES DE LEUR VIVANT

PAR H. LE GUERN

Dédié à S. M. Louis-Philippe 1er

MANUSCRIT

DÉPOSÉ A LA BIBLIOTHÈQUE ROYALE PAR ORDRE DE SA MAJESTÉ (1833)
ET RENVOYÉ A M. LE MINISTRE DE L'INTÉRIEUR PAR LA
CHAMBRE DES DÉPUTÉS (1834)

6e ÉDITION

. . . Tel un homme enseveli vivant au champ des tombeaux, sort avec effroi de sa léthargie, frappe du front son cercueil, et fait entendre une plainte dans le sein de la terre.

Vicomte de CHATEAUBRIAND. *Les Martyrs*. T. II, liv. 14, pag. 69.

PARIS
IMPRIMERIE DE GUSTAVE GRATIOT
11, RUE DE LA MONNAIE

1844

A S. M. LOUIS-PHILIPPE Ier

Sire,

C'est aux philanthropes et plus spécialement à Votre Majesté, — à leur digne représentant, — que je m'adresse.

Cherchant à discourir sur l'humanité, noble objet de sa constante sollicitude, j'aurai le bonheur de m'entretenir avec le prince éclairé qui, s'attachant à démontrer que la vertu a son germe dans l'âme, et que c'est une conséquence de son origine mystérieuse, honore et illustre ce grand siècle.

En effet, un jugement unanime et fondé confirme que toutes ses inspirations et les vœux de la nature bienfaisantes sont synonymes. Loin d'offrir ce faible tribut de mes recherches à un homme dépourvu de sensibilité, ce sera donc au sage même qui sait allier à la grandeur de ses devoirs la plus touchante bonté.

Cette pensée m'enhardit, et je veux y répondre en exposant un projet qui, je crois, mérite de recevoir son exécution.

Je suis, avec le plus profond respect,

Sire,

De Votre Majesté,

Le très humble et très obéissant serviteur.

L. G.

DANGER

DES

INHUMATIONS PRÉCIPITÉES

I

PROLÉGOMÈNES GÉNÉRAUX. — INCERTITUDES TOUCHANT L'ÉTAT DE MORT ABSOLUE.

La médecine est un art conjectural.
CELSE.

Qui tôt ensevelit, bien souvent assassine,
Et tel est cru défunt qui n'en a que la mine.
MOLIÈRE. *L'Étourdi*, acte II, scène 2.

Frappé de l'idée de la *mort* relativement à ceux d'entre nous qui deviennent tour à tour victimes de ses coups, je ne me suis pas dissimulé combien il importerait que ce dernier jour du drame de l'existence humaine fixât plus sérieusement que jamais l'attention générale.

A cet égard, les gens de l'art peuvent être surpris. La *mort* se connaît bien par opposition avec la vie ; mais les apparences sont trompeuses, et les expériences employées jusqu'à ce jour pour la constater, on le verra, sont par trop insuffisantes.

Et remarquons-le, en passant, ce n'est pas seulement sous ce rapport que l'infaillibilité des savants officiels,—dont je respecte infiniment le caractère et le talent chirurgical,—est en défaut.

La médecine dogmatique surtout, selon Pitearn, fameux médecin écossais, n'est ni un art, ni une science, parce qu'elle ne connaît pas assez son objet, et que ses principes ne sont pas assez sûrs pour mériter ce nom.

Depuis tant de siècles que la médecine est exercée, avec plus ou moins de succès, on n'a pas encore découvert de remèdes certains pour une maladie quelconque. La médecine est incertaine dans son objet comme dans ses moyens (1) ; *elle n'opère qu'à tâtons ;* elle n'a, le plus ordinairement, que le triste privilége d'entretenir le reste d'espérance qui accompagne l'homme jusqu'au tombeau ; elle peut prescrire un traitement qui, employé une fois avec succès, produit souvent des résultats contraires. Elle est presque toujours réduite à un *peut-être* (2).

(1) Labourey dit que l'expérience de tous les jours nous explique suffisamment ce grand et intéressant mystère. En effet, sitôt qu'un *docteur* tombe malade, vite, vite *un autre docteur*. C'est sans doute parce que, épouvanté des incertitudes de sa propre science, il espère qu'elle sera plus réelle chez son collègue.

(2) Voy. *Théorie nouvelle de la maladie scrofuleuse,* par Sat

Or, revenant à ma thèse, je pose en principe que le délai accordé par les lois et par les règlements de police, entre la *mort* et *l'inhumation*, est infiniment trop court. C'est ici le cas de se rappeler que *le temps seul décide de toutes choses, et non pas les hommes.*

Aussi, pour éviter à ces derniers le plus grand des supplices, afin de leur assurer dans la tombe un repos sans trouble, je dis qu'on devrait apporter une très grande circonspection à l'instant où chacun d'eux semble *mort.*

Il y a plusieurs degrés de *mort* pendant lesquels les *résurrections* sont possibles. La cause qui arrête la respiration et la circulation finit bien par anéantir la vie : mais un intervalle plus ou moins considérable s'écoule souvent entre la *mort imparfaite* et la *mort absolue.*

Je vais m'expliquer.

La *mort* dite *volontaire* ou *extatique* n'est point un fait contestable. On a vu des personnes qui, par le seul acte de leur volonté, restaient sans mouvement, sans pouls, sans respiration, roides, glacées, et reprenaient ensuite d'elles-mêmes l'exercice des sens.

Deygalières, docteur médecin de la Faculté de Montpellier; et le *Manuel de santé*, par Audin-Rouvière, médecin-consultant. Ed. 1824-1829.

Cheyne (1), auteur véridique, dit qu'il a été témoin d'un semblable fait, et que la *mort* lui paraissait si décidée, si définitive, qu'il avait déjà pris le parti de se retirer. Cependant l'extase finit, la *mort* cessa, le pouls et la respiration revinrent par degrés. Il s'agit ici du colonel Townshend ; le pharmacien Schrine et le docteur Baynard furent témoins de ce phénomène.

On trouve des exemples de cette nature dans les *Éléments de Physiologie* de Haller.

Saint Augustin, — liv. XIV, ch. 24, de la *Cité de Dieu*, — nous apprend que le prêtre Restitut parvenait à perdre l'usage des sens au point de ressembler à un *mort* ; il ne sentait ni les pincements, ni les piqûres, ni même quelquefois le feu, bien que la blessure qui en résultait lui causât de la douleur à son réveil.

Or, ce qui est un acte *volontaire* peut également provenir d'accidents particuliers et inattendus, ou bien de ce que l'esprit est fortement préoccupé. « La « volonté peut régler les mouvements respiratoires, « les ralentir, les précipiter ou les arrêter. Mais elle

(1) Cheyne (Georges), doct. méd., membre de la Société royale de Londres. L'abbé de La Chapelle a traduit un de ses ouvrages ayant pour titre : *Règles sur la santé*, etc. 2 vol. 1749.

« y préside rarement. Ils ont lieu, dans le cours or-
« dinaire de la vie, sans notre participation et pres-
« que à notre insu, à moins qu'une gêne ou un bien
« inaccoutumé ne nous en avertisse (1). »

Quelquefois, le corps, sans être inanimé, paraît et demeure tel ; son mouvement est si lent et sa respiration est si faible que les indices en sont presque inaperçus. La chaleur abandonne le malade ; il est entièrement saisi d'une sueur froide ; tous ses membres sont pâles comme s'il était *mort*. C'est ce qui arrive, à des degrés plus ou moins alarmants, dans la *syncope*, dans la *pamoison*, etc., etc. ; alors toute précipitation peut devenir funeste (2).

Tulpius (Nicolas), de Hers (Henri) et autres, rapportent des observations par lesquelles ils assurent avoir vu des filles et des hommes passionnément amoureux tomber dans cet état par le chagrin.

(1) W. F. Edwards, doct. méd.—*De l'influence des agents physiques sur la vie*. Paris, 1824.

(2) Les animaux qui dorment tout l'hiver sont dans un état de *mort apparente*. Pendant la durée de ce sommeil léthargique, on peut disséquer plusieurs de ces animaux sans qu'ils donnent aucun signe de douleur. Les loirs, le limaçon, le crapaud, etc., sont soumis à cette stupéfaction. Plusieurs serpents offrent un phénomène surprenant : ils peuvent être gelés jusqu'à devenir cassants ; mais ils périssent dès qu'on les rompt en cet état.

Sauvages (1) affirme, dans ses *Classes de maladies*, avoir vu, en 1728, à Montpellier, un homme qui, ayant ouï dire qu'on devait l'emprisonner, fut tellement saisi de peur qu'il en perdit le mouvement et le sentiment. On avait beau crier, l'interroger, le pincer, il ne bougeait ni ne disait mot, et tenait les yeux à demi ouverts.

Pierre Forest, savant médecin, plus particulièrement connu sous le nom de *Forestus*, conserva la vie à une femme qui était dans un tel état de torpeur que tout le monde la croyait *morte*. —XVIe siècle.

Ainsi que je l'ai dit plus haut, d'autres circonstances tout à fait imprévues peuvent amener à cet état.

Les anciens ont eux-mêmes observé qu'on peut rester sans pouls et sans respiration pendant fort longtemps. Ils ont décrit une maladie sous le nom d'ἄπνος qui signifie *sans respiration*, et ils assurent qu'on peut être pendant plusieurs jours sans donner aucun signe de vie, c'est-à-dire sans différer une véritable *mort* autrement que par l'absence de la putréfaction.

(1) Sauvages (François Boissier de), né à Alais, en 1706. Il se consacra à la médecine et fut regardé comme le Boerhaave du Languedoc.

« Parmi les mammifères,—dit Edwards (1),—les « animaux hibernants présentent une suite de phé- « nomènes semblables : au printemps et en été, leur « chaleur est élevée, et leurs mouvements respira- « toires sont vifs, comme chez les autres animaux « de leur classe. Dans le déclin de l'année, on voit « leur chaleur et leurs mouvements diminuer d'une « manière sensible, pourvu qu'on les observe à des « intervalles assez grands; *et ce décroissement simul- « tané peut aller jusqu'à la cessation des mouvements « respiratoires sans mettre un terme à la vie.* »

Puisqu'il est démontré que les fonctions vitales sont susceptibles de s'arrêter, — c'est-à-dire de simuler la *mort*,—pour ensuite recommencer leur jeu, ne serait-il pas urgent de rechercher et d'employer les moyens reconnus propres à conserver l'existence aux sujets dont le sommeil n'est souvent rien moins que *définitif* ?

(1) W. F. Edwards, doct. médec. — *De l'influence des agents physiques sur la vie.* Paris, 1824.

II

Exemples des personnes condamnées a la mort absolue par imprévoyance.

Qu'on y réfléchisse ; il s'est passé, *il se passe* des scènes tragiques dans les cimetières; je veux dire dans les tombeaux où, parfois, on a trouvé des *cadavres* qui *avaient* non seulement dévoré les linges, mais encore tout ce qui se trouvait à portée de leur bouche, leur propre chair...

Ouvrons le livre de l'histoire et parcourons ici quelques-unes des pages authentiques qui constatent de si grands malheurs.

Henri, comte de Salm, fut enterré vivant. Quelques personnes entendirent de grands cris, pendant la nuit, dans l'église de l'abbaye de Haute-Seille, où il était déposé ; et, le lendemain, son tombeau ayant été ouvert, on trouva le corps renversé sur le ventre, tandis qu'il avait été placé sur le dos, les bras croisés.

Alexander Benedictus, — l. x, c. 9, — rapporte qu'une hystérique, ensevelie vivante, reprit les sens dans le cercueil et périt de la mort la plus affreuse.

M. Bernard, maître chirurgien de Paris, atteste qu'étant avec son père à la paroisse de Réol, on tira du tombeau un religieux de l'ordre de Saint-François, lequel ayant été inhumé, depuis *trois* ou *quatre jours*, s'était rongé les chairs autour de la ligature qui lui assujettissait les mains... Il mourut en prenant l'air. La justice dressa procès-verbal de cet événement.

Un homme qui avait bu de l'eau-de-vie avec excès, paraissant *mort*, fut enterré à Bar-le-Duc. Quelques heures après, du bruit se fit entendre dans la fosse ; et le lendemain on trouva qu'il s'était rongé les chairs.... Dom Calmet est le premier qui rendit compte de cet accident, sur la foi d'un témoin oculaire.

Nous savons que l'empereur Zénon, dit l'*Isaurien*, se fit entendre du fond de son cercueil. Ajoutons qu'il paraît que sa mort fut résolue. Zonare, historien grec, —*Annales*, éd. 1686, —dit qu'un jour que ce prince était extrêmement assoupi, Ariadne, sa femme, le fit mettre dans un sépulcre, et annonça qu'il était *mort*. Lorsque Zénon sortit de son assoupissement, il cria qu'on vint le secourir ; mais tous les courtisans restèrent sourds à la voix du patient, lequel se vit réduit, en périssant, à n'avoir pour nourriture et pour breuvage que ses membres et son sang... Nonobstant cette particularité, il est permis de conjecturer que, lors de l'inhumation, l'ivresse de Zénon, —et il buvait excessivement, — fut de nature à tromper une partie de ses gens (1).

Raufft cite une femme de Bohême qui, dans sa fosse, avait mangé une partie de son linceul (2).

Un autre prétendu *mort*, en Moravie, étant affamé, dévora les linges d'une femme placée à ses côtés.

Du temps de Luther (3), un homme et une femme crus *morts*, se rongèrent les entrailles...

Voici une anecdote qui n'est pas moins horrible :

Le docteur Crafft raconte qu'une jeune fille d'Augsbourg étant *morte* d'une suffocation de matrice fut enfermée dans un caveau bien muré. Au bout de quelques années le caveau fut démoli, et on trouva l'infortunée sur les degrés, près de l'ouverture, n'ayant plus de doigts à la main droite (1).

Sylvius, célèbre médecin du XVIe siècle,—le même qui commença à désigner les muscles par des noms, —dit qu'il a vu des femmes qui, dans des suffocations de matrice, conservaient toutes les apparences de la *mort* pendant *trois jours*.

(1) Avril, 491. — Cette aventure est rapportée diversement.

(2) Ceci se passa au milieu du XVe siècle.

(3) XVe ou commencement du XVIe siècle.

(4) Voy. chap. VI. — La même chose est arrivée en 1834 à Eschingen, et en 18.. dans le comtat de Beregh.

Dans les caveaux de Saint-Michel, à Bordeaux, on voit plusieurs cadavres assez bien conservés ; ils sont tous debout et appuyés contre les parois du souterrain. Parmi ces cadavres, on en distingue un dont la posture est étrange : la bouche est entièrement ouverte et contournée ; l'un des bras s'élève au-dessus de la tête ; l'autre est fixé à la cuisse par les ongles. Enterré vivant, ce malheureux a conservé, vraisemblablement, la trace des angoisses de son réveil.

En fouillant un cimetière situé sur les bords du Rhin, des ouvriers ont trouvé, récemment, plusieurs squelettes qui étaient retournés.

L'expérience des secours efficaces donnés à des hommes profondément engourdis par le froid, et réduits à l'état de *mort apparente*, a eu lieu fréquemment dans les glaciers. Ramond en cite plusieurs exemples. Haller dit qu'il regrette qu'on n'en ait tenté aucune sur un individu qui n'était pas même décoloré et qu'un torrent de glace fondante avait rejeté sur la plage, très longtemps après son engourdissement.

III

MORTS IMPARFAITES DISSIPÉES PAR CAS IMPRÉVUS.

> M. Le Guern vient de publier un ouvrage sur le danger des inhumations trop précipitées.... L'auteur prouve que les moyens employés jusqu'ici pour constater la mort réelle sont insuffisants. Il cite des exemples de personnes revenues à la vie après plusieurs jours d'une léthargie que les médecins les plus habiles ont confondue avec la mort. La chambre des députés appréciant, etc., a renvoyé cet écrit au ministre.
>
> (*Gazette de France*, 27 août 1837.)

Les faits qui précèdent prouvent que les signes ordinaires et apparents n'ont pas toujours caractérisé la *mort* d'une manière suffisante.

Ce qu'il y a d'épouvantable, ce qui doit faire naître des soupçons inquiétants sur le nombre des victimes, c'est qu'en général les résurrections naturelles dont il est parlé arrivèrent par cas imprévus.

Ainsi, un jeune homme revint à la vie, au sentiment, veux-je dire, parce que ceux qui le portaient en terre laissèrent tomber sa châsse par maladresse; la secousse le sauva.

Platon fait mention, au dixième livre de sa *Répu-*

blique, d'un guerrier blessé grièvement sur le champ de bataille, lequel resta *dix jours*, privé de sentiment, parmi les morts. Porté chez lui, il se ranima *deux jours après*, lorsque tout s'apprêtait pour ses funérailles et qu'il était déjà sur le bûcher (1).

Douze jours de *mort apparente !*

Plutarque — *Traité de l'âme* — dit qu'une personne déclarée *morte* par les médecins, et abandonnée comme telle, revint à la vie, *trois jours après*, comme on la portait en terre.

Empédocle — le plus renommé des disciples de Pythagore, — connu par plusieurs cures extraordinaires, fut particulièrement admiré pour avoir guéri une femme qu'on croyait *morte* (2).

(1) « *Socrate*. Ce n'est point le récit d'Alcinoüs,— c'est-à-dire un « récit menteur,—que je vais vous faire, mais celui d'un homme de « cœur, de Her, Arménien originaire de Pamphylie. *Après qu'il* « *eut été tué* dans une bataille, comme on vint, *dix jours après*, « pour enlever les cadavres qui étaient déjà pourris, le sien fut « trouvé sain et entier ; on le porta chez lui, et le *douzième jour* « *après sa mort*, lorsqu'il était sur le bûcher, près d'être brûlé, « *il ressuscita*, et raconta aux assistants ce qu'il avait vu dans « l'autre monde... Il serait trop long, mon cher Glaucon, de vous « rapporter en entier le discours de Her à ce sujet. » La *République* « de Platon, ou Dialogue sur la justice. Trad. de l'abbé Grou, 1762.

(2) Voy. Leclerc, *Histoire de la médecine*.

On raconte la même chose d'Apollonius de Tyane.

Asclépiade, souvent cité par Galien, Pline et Celse, fit suspendre l'inhumation et rendit la vie à un particulier qu'on conduisait au tombeau.

Amatus Lusitanus — *Cent.* IV. *Curat.* 23 — nous a transmis l'histoire d'une jeune fille de Ferrare que tout le monde croyait *morte* d'apoplexie et qui revint de cette *mort apparente* le *troisième jour.*

D'après Varron, parmi les vingt hommes qui furent chargés de diviser les terres de Capoue, il s'en trouva un qui revint à la vie au moment d'être mis en terre... *Auctor est viginti viris agros dividentibus Capuæ quemdam qui efferetur feretro, domum remeasse pedibus* (1).

Pline parle, aussi, de deux Romains — Acilius Aviola, homme consulaire, et Lucius Lamia — que les flammes du bûcher rappelèrent à la vie, mais qu'on ne put sauver de leur action terrible. — V. Valère Maxime — L. I, c. 8. —

Celius Tuberon donna des signes de vie assez à temps pour éviter le sort de ces derniers — Pline,

(1) Montfaucon. *Antiquitas explanatione et schematibus illustrata.* — T. V. — *Funera complectens sepulcra et Mausolea*, etc. f° 6, 1719.

7, 52, *Cœlium tuberonem prætura functum*, etc.

Plusieurs femmes romaines se réveillèrent également, alors qu'on se disposait à mettre le feu au bûcher; d'autres rouvrirent les yeux au milieu des flammes(1).

Saint Augustin raconte, d'après saint Cyrille, que le prêtre André étant *mort* à Rome, reprit les sens dans l'église, pendant la cérémonie religieuse. La chose fut considérée comme un miracle dont on fit honneur à saint Jérôme.

P. Zacchias, célèbre médecin d'Innocent X, certifie que, dans l'hôpital du Saint-Esprit, un jeune Napolitain, attaqué de la peste, tomba dans une syn-

(1) Quoique l'usage fût établi de brûler les corps des gens de qualité, non seulement le peuple, mais encore quelques familles patriciennes, entre autres les Cornéliens, ensevelissaient immédiatement les leurs. — « Cicero tesmoigne que depuis Numa iusques au « tems de Sylla le dictateur de Rome, il ne se trouve pas qu'aucun « de la famille des Cornéliens ait esté bruslé. » — Guénébaud, médecin. *Le Reueil de Chyndonax, prince des Vacies Druides celtiques dijonois, auec la saincteté, religion et diuersité des cérémoneis obseruées aux anciennes sépultures.* Dijon, 1621, ch. XVII, p. 113. — Pline, *Hist. nat.* L. VII, ch. LV.

Cet usage, qui eut de la peine à s'établir, parce que Numa Pompilius avait défendu qu'on brûlât son corps, cessa entièrement sous Gratien ; d'autres disent sous Théodose.

cope si entière, que ses médecins déclarèrent qu'il était *mort*. Dans le temps qu'on transportait le *mort* au-delà du Tibre, il donna quelques signes de vie. *Deux jours après*, le même individu retomba dans une pareille syncope; cette fois encore il fut réputé *mort;* mais il revint de nouveau à l'existence (1).

Misson, Guillaume, Fabry — qu'on croit être le même que *Fabricius Hildanus*, auteur généralement estimé, — rapportent de semblables faits.

Diemerbroek (2) atteste qu'un paysan paraissant *mort* de la peste, on se préparait à l'enterrer, *après les vingt-quatre heures*, suivant l'usage. Le manque de cercueil fit différer la cérémonie jusqu'au lendemain; et on s'aperçut alors qu'il commençait à reprendre l'usage de ses sens.

« Nous avons été témoin » — dit Lancisi (3) — *De mort. subit.* — « qu'une personne de distinction a « repris le mouvement et le sentiment dans l'église,

(1) « Nous savons » — dit Zacchias — « que dans cette peste, on « a enterré, à Rome, d'autres personnes comme *mortes, quoi-* « *qu'elles ne le fussent pas.* »

(2) Diemerbrœk (Isbrand), né à Montfort, en Hollande, et mort en 1674, âgé de 65 ans. Les quatre Livres qu'il écrivit sur la peste sont insérés dans son Recueil de médecine publié à Genève en 1721.

(3) Cel., médecin d'Innocent XI, et habile botaniste, né à Rome, en 1654.

« pendant qu'on y chantait son service. Ce qui causa « aux assistants beaucoup plus de terreur que d'ad- « miration. »

L'an 1579, un individu appelé Hans Teustel, qu'on avait mis dans la bière, revint à lui, se leva, et, voyant l'enterreur : « Mon ami, je te prie d'aller « faire mes excuses à M. le pasteur, de ce que j'ai « pris la liberté de ressusciter (1). »

Bruhier (2) a emprunté aux *Causes célèbres*, et Louis (3) l'a reproduit, un exemple de *mort apparente* fort extraordinaire :

Un religieux étant en voyage et ayant reçu asile dans une hôtellerie où l'on venait d'ensevelir une jeune fille, s'offrit pour passer la nuit près d'elle. L'idée lui vint de la découvrir et de l'examiner : sa beauté l'enflamma, et il satisfit brutalement ses désirs. Le lendemain, il partit. Cependant la *morte ressuscita*, comme on la portait en terre, et accoucha d'un enfant, neuf mois après, à son grand étonnement, on doit le penser, et à celui de ses parents.

(1) *Journal des Savants.*

(2) *Dissert. sur l'incert. des signes de la mort.* 2 vol. 1745-1749.

(3) *Lettres sur la certitude des signes de la mort.* Paris, 1752.

On lit, dans les *Mélanges des curieux de la nature*, un fait attesté par Kunckel, touchant un particulier qui, étant tombé dans l'eau, en fut retiré vivant, *huit jours après*.

Telésius ou Tilesio, célèbre philosophe italien, a parlé d'une femme qui resta sous l'eau pendant *trois jours* (1).

Péchlin assure qu'un jeune homme fut, pendant plus de *quarante-deux jours*, enseveli sous les eaux, et qu'enfin, retiré la septième semaine — *septimâ demum hebdommadâ extractum* — on put le rappeler à la vie. Ceci est un article de foi.

« Si, quelquefois, on a rappelé à la vie des hommes « noyés après un temps considérable, c'est peut-être « que, nageant à mi-eau, ils ont eu quelques mo- « ments de *respiration*, de temps en temps ; car « l'homme ne pesant guère plus que l'eau, etc. » — Haller. —

(1) Voy. *De principiis rerum naturalium*. 1 vol. 1588. — *Varii libelli de rebus naturalibus*, 1 vol. 1590.

IV

MORTS IMPARFAITES DISSIPÉES PAR LES INCISIONS FAITES SUR QUELQUES INDIVIDUS.

Quelquefois, la *mort* s'est dissipée chez des individus, par les incisions faites prématurément pour les ouvrir.

Ce fut par une semblable erreur que le prince des anatomistes, le grand Vésal (1), ayant procédé à l'ouverture du corps d'un gentilhomme espagnol, aperçut, dès qu'il eut enfoncé l'instrument, quelques signes de vie; et la poitrine étant ouverte, il reconnut le mouvement du cœur....

Le cardinal d'Espinosa, ministre de Philippe II, étant disgracié, *mourut* de douleur. Lorsqu'on l'ouvrit pour l'embaumer, le *mort* porta la main au scalpel et on trouva son cœur palpitant.... (2).

Terrili parle d'une femme de Bohême qui donna signe de vie au second coup de bistouri.....

(1) Vésal (André), natif de Bruxelles. Il fut déféré à l'inquisition par les parents de l'Espagnol dont on va parler, pour avoir continué l'opération. On sait à quelles conditions le roi délivra ce célèbre anatomiste, lequel mourut de faim dans l'île de Zante, à l'âge de 58 ans. — 15 oct. 1564.

(2) Ce fait est attesté par Cabrera, historien de Philippe II.

Philippe Peu pratiquait l'opération césarienne sur une femme qu'il croyait *morte*, lorsque la trépidation de tout le corps, le grincement des dents et le mouvement convulsif des lèvres, sous l'action de l'instrument, lui apprirent qu'elle vivait encore. Le célèbre anatomiste fit l'aveu de sa méprise avec une franchise qu'on ne saurait trop louer.

L'abbé Prévost d'Exiles fut trouvé, dans la forêt de Chantilly, privé de sentiment. On le crut *mort*. Un chirurgien procéda à l'autopsie; mais à peine eut-il plongé le scalpel dans le corps, qu'un cri arraché par la douleur au malheureux apoplectique lui fit reconnaître son imprudente précipitation. Le spirituel auteur de *Manon Lescaut* ne revit la lumière que pour sentir toute l'horreur du genre de mort par lequel il périssait. 1765 (1).

Ne sait-on pas encore que plusieurs personnes durent la conservation de leur existence à la cupidité de ceux qui descendirent furtivement dans leurs tombes ?

Le P. Le Cler, procureur de la maison des pensionnaires, au collége Louis-le-Grand, a souvent ra-

(1) Cette anecdote est rapportée dans une foule d'ouvrages, et, notamment, dans les *Chroniques de l'OEil-de-Bœuf*. T. VII, p. 314.

conté que la sœur de la première femme de son père, ayant été enterrée avec une bague au doigt dans le cimetière public d'Orléans, la nuit suivante un domestique découvrit le cercueil et l'ouvrit. Ne pouvant venir à bout de faire couler la bague hors du doigt, il prit le parti de le couper. Ce moyen violent ranima la *morte*, dont les gestes ou les cris mirent le voleur en fuite.

Combien d'hommes ont revu la lumière après avoir reçu les honneurs funèbres !

Ces sortes d'anecdotes sont trop nombreuses et trop connues pour que j'entreprenne, ici, d'en relater davantage.

Je parlerai, tout à l'heure, des *exemples récents*.

V

OPINION D'UN RÉGENT DE LA FACULTÉ DE MÉDECINE DE PARIS, SUR LES APPARENCES DE LA MORT.

> . . . Ne finitæ quidem vitæ satis certas notas esse, virum jure magni nominis, Democritum proposuisse, tradit Hippocrates Latinus.
>
> WINSLOW. (V. la note 2, pag. 28.)

Au mois d'avril 1710, un docteur, régent de la Faculté de Médecine de Paris, et membre de l'Académie des Sciences, soutint une thèse dans laquelle il éleva la question de savoir si les épreuves de la chirurgie (1) ne seraient pas plus propres que toutes autres à découvrir des signes *moins incertains* d'une *mort douteuse* (2). Il déclara que, dans plusieurs rencontres, ces signes étaient trompeurs, et cita quelques exemples frappants de personnes qui furent mises en terre de leur vivant.

Duns (3), dit-il, — entre autres exemples, — religieux de l'ordre de Saint-François, fut enterré de la sorte, à Cologne. Quelque temps après, on ouvrit son tombeau, et on trouva qu'il s'était rongé le bras..... *Duns Scotum in tumulo momordisse brachia ; — idem que Zenoni imperatori, post iteratos et ab excubantibus auditos ejulatus accidisse; nugas opinaris. Transeant hæcce, licebit. Non licebit itidem testes repudiare proba-*

(1) La chirurgie consiste à détruire la partie pour sauver le principal. Il n'en est pas de même de la médecine, qui grossit sans cesse la classe des incurables et n'a pour ressource que des remèdes plus ou moins rebutants, douloureux et pleins de dangers.

(2) Winslow. *An mortis incertæ signa minùs incerta a chirurgicis quam ab aliis experimentis ?*

(3) Duns (Jean), surnommé *Scot,* natif de Donston, et mort en 1308, âgé de 30 à 35 ans. Étant tombé en léthargie, on l'enterra comme *mort* ; ayant repris les sens, il se rongea les mains et se cassa la tête contre la pierre du tombeau.

tissimos integerrimos oculatos imò etiamunùm supersites.

Cet événement — celui relatif à Duns, — réputé fabuleux par Ladvocat et par quelques autres, on devine pourquoi, est considéré comme authentique, je m'en suis assuré : par Bzovius; — par Latome; — par Jove (Paul), historien célèbre, médecin, et, plus tard, évêque de Nocera (1); — par Garzoni; — par Majoli; —par Vitalis;—par Misson; — enfin, dans un manuscrit latin concernant la secte d'Herman, chef des fratricelles. J'ai ce manuscrit sous la main.

Un pareil malheur se renouvela, il y a plus de vingt ans, aux environs de Rome, et la tradition s'en conserve. La veuve et la fille du personnage en question demeurent à Neuilly.

Quels soupçons terribles s'élèvent, ici, sur le sort de ceux qu'on inhume à la hâte, sans attendre que des indices infaillibles aient souverainement décidé de leur *mort absolue!*

(1) Sous le règne d'Henri II, le connétable de Montmorency retrancha à Jove la pension considérable que lui avait accordée François Ier. « ... Ledit Paul ayant su la rognure de sa pension, se mit « ainsi à débagouler contre mon dit sieur le connétable et à en dire « pis que pendre dans le XXXIe livre de son Histoire. » — Brantôme.

Je suis persuadé que ces catastrophes ont eu pour résultat, les fourbes aidant, de faire croire aux fantômes et à la résurrection instantanée.

Jadis, le peuple, maintenu dans son ignorance et confirmé dans sa crédulité, prêtait l'oreille à la voix des *morts ;* étonné, effrayé de quelques cris plaintifs qui partaient, à l'improviste, du fond des caveaux, il tremblait... Mais aujourd'hui, du moins en France, les souterrains de nos églises sont fermés ; désormais c'est toujours la terre qui nous recueille et nous presse dans son sein : je conçois que les victimes se fassent entendre difficilement.

VI

AVONS-NOUS DES EXEMPLES RÉCENTS ? DEVONS-NOUS EN REDOUTER ?

> .... Je ne suis point la seule qui ait trompé l'œil des gens de l'art. J'avais cinq ans lorsque le docteur M* ordonna qu'on ensevelit mon corps, et cependant ce docteur n'était rien moins que mon père.
>
> Comtesse de R*. (*Lettre à l'auteur.*)

Jusqu'ici, je n'ai point rapporté de faits qui se soient passés de nos jours ; mais, je me hâte de le répéter : *ce qui a existé, existe encore ;* — de l'aveu même de l'honorable rapporteur de ma pétition à la Chambre des Députés. Quelle que soit ma conviction personnelle à ce sujet, je ne voudrais cependant pas, remuant inconsidérément la poussière des tombeaux, entrer dans des détails qui sont peu connus du public qui auraient pour inconvénient principal d'accroître, en la divulguant, l'affliction de plusieurs familles, affliction légitime qu'il faut respecter.

Déjà, les faits antérieurs parlent assez. Toute catastrophe qui menace l'homme, c'est-à-dire toute catastrophe qui peut lui ravir prématurément l'existence, doit être l'objet d'une crainte incessante : pour devenir probable,—vu l'état actuel de la science,—il suffit qu'elle ait eu lieu.

Toutefois, j'aurais beaucoup d'exemples authentiques à citer, si, je le répète, de justes considérations n'arrêtaient ma plume. Je ne puis ni ne dois nommer : mais, chose certaine, à l'exhumation des cadavres, il s'en est trouvé, *il s'en trouve* qui ont changé de place, de posture, de situation ; preuve irréfragable que, par imprévoyance, ils furent condamnés à la *mort absolue.*

Faisons, au surplus, quelques recherches dans les feuilles publiques du temps ; nous nous convaincrons, bientôt, que plusieurs personnes contemporaines furent ou se virent sur le point d'être enterrées vivantes.

En juillet 1852, un lancier *mourut* du choléra-morbus, à Provins. Comme on se disposait à descendre le cercueil dans la fosse, les spectateurs entendirent des cris étouffés; la bière fut ouverte, et le *mort* s'en retourna à l'Hôtel-Dieu.—V. les principaux journaux de l'époque.

Les journaux de janvier 1834 ont fait connaître qu'un moine d'Eschingen avait été inhumé dans le caveau de son couvent, et qu'au bout de quelques jours un autre moine étant mort, on eut l'occasion de rencontrer le premier sur les marches élevées du dit caveau. Cet infortuné, revenu d'une longue léthargie, y mourut de faim après s'être traîné avec peine jusqu'au haut de l'escalier, et après avoir tenté des efforts impuissants, soit pour soulever la pierre d'entrée, soit pour se faire entendre. Ses dents étaient enfoncées dans son bras gauche entièrement déchiré.

Au mois de mars 1834, un Belge qu'on croyait *mort* fut sur le point d'être enterré vivant. Son ami d'enfance venait d'exprimer, par de touchants adieux, sur le bord de la tombe, la profonde douleur des assistants, lorsqu'un fossoyeur, armé d'une pelle, parut au milieu d'eux, et se mit à combler l'ouverture. Soudain, la voix d'un être souffrant vint mettre un terme à cette scène lugubre. Il y a de ces situations qu'on ne peut apprécier qu'en les voyant.

Dans ces sortes de récits, comme dans tout ce qui est de nature à vivement intéresser le public, le *Constitutionnel* n'est pas resté en arrière. — Voyez, entre autres numéros, ceux des 23 et 30 septembre 1834.

Le *Siècle* du 5 janvier 1837 a publié l'article suivant :

« On écrit de Bourg :

« On se rappelle l'inhumation qui eut lieu, der-
« nièrement, dans un canton suisse, d'un homme
« qu'on croyait *mort* et qui n'était qu'endormi. Un
« de nos abonnés nous écrit qu'un fait analogue a
« failli se passer à Morestel (Isère) ; heureusement
« le prétendu *mort* est sorti à temps de son assou-
« pissement.

« C'est le 25 au matin qu'on avait annoncé, dans
« le village, la *mort* de M. Carus, ex-percepteur,
« vieillard octogénaire ; déjà les *vingt-quatre heures*,
« pour le *délai nécessaire* avant l'enterrement, étaient
« écoulées; la cloche sonnait pour les funérailles, et
« le menuisier confectionnait le dernier vêtement du

« *défunt*, lorsqu'au moment où on le mettait dans « le cercueil, celui qu'on croyait *mort* se réveille et « se met à se débattre dans les langes dont on l'avait « enveloppé ; il demandait à boire.

« On fut d'abord effrayé, puis de la frayeur on « passa bientôt à la joie, et le petit-fils du nouveau « Lazare alla au cabaret du coin dépenser avec ses « amis l'argent qui devait être consacré aux funé- « railles de son aïeul. »

Ce fait, — ajoute M. le rédacteur du *Siècle*, — est une nouvelle preuve du *danger des inhumations précipitées*; il doit prémunir, de plus en plus, contre cette coutume qui peut avoir de si déplorables résultats.

Dans la petite ville d'Avranches, deux personnes, dont l'une existait encore, à ma connaissance, en 1835, subirent la même aventure.

On lit, dans le *Courrier français* du 21 mars 18...

« *Gazette politique d'Agram.* Un événement ef- « froyable est arrivé dans le comitat de Beregh. Il y « a quelques années, Joseph de B* *mourut*, et ses « restes mortels furent déposés dans la tombe de la « famille. Son beau-frère étant également mort, il y « a quelques jours, on voulut ouvrir la tombe : « comme on rencontrait une certaine résistance, on « eut recours à la force ; le cercueil fut trouvé ou-

« vert et vide, et le corps de Joseph de B* à l'entrée « du caveau. On se rappela que cet infortuné, après « plusieurs attaques convulsives, avait été inhumé, « dans un délai de *vingt-quatre heures*, ayant tous « les symptômes de la mort. Revenu à lui dans la « tombe, il était parvenu à ouvrir son cercueil; « mais toutes ses forces avaient été vaines pour ou- « vrir la porte du caveau. Là, ce malheureux avait, « pour la deuxième fois, subi les horreurs de la « mort. »

Après avoir signalé un événement analogue à ceux que je viens de citer, le *Journal de Péronne*, du 15 août 1837, contient les réflexions suivantes :

«... Le fait qui précède s'est passé vers la fin du « mois dernier—1837,—et donne lieu à de sérieuses « et tristes réflexions. La mort est une fâcheuse et « terrible réalité; eh bien! la science ne nous a pas « encore fourni de moyens infaillibles pour consta- « ter cette réalité. Nous sommes souvent exposés à « livrer nos parents, nos proches, nos enfants, nos « amis, aux lentes tortures de la faim, le plus cruel « des supplices!... Ces malheurs sont possibles, « l'histoire en cite de fréquents exemples, et celui « que nous avons rapporté plus haut, prouve qu'ils « se renouvellent encore. Il y a donc des amélio-

« rations à introduire dans les règlements relatifs « aux inhumations. Tous les amis de l'humanité « devraient réunir leur savoir, leurs lumières et « leur expérience pour trouver les moyens de con- « cilier ce que réclame notre commune sécurité « avec les exigences de la santé publique. M. Le « Guern, etc. »

Le *National* a rapporté ce qui suit, le 22 décembre 1843.

« Voici un exemple du *danger des inhumations* « *précipitées*. Dans la nuit du 7 au 8 décembre, un « homme *meurt* à l'hôpital de Gex. Le lendemain « matin, il est mis dans une bière. A onze heures, « on prépare son enterrement, lorsque, soudain, l'on « entend du bruit partant du cercueil et des coups « portés au couvercle ; on le décloue aussitôt, et le « pauvre homme est retiré vivant. Il n'avait été qu'en « léthargie. »

De semblables événements ont eu lieu, à diverses époques, à Paris, à Lyon, à Bordeaux, à Marseille, à Nantes, à Louviers, à Dôle et, plus fréquemment, à Toulouse et à Reims.

Londres, Yorck, Douvres, Édimbourg et Glascow, ont également servi de théâtres à d'affreuses méprises : j'en ai recueilli des documents positifs.

Mais en montrant le savoir-faire d'un certain nombre de praticiens — dont je respecte, autant que qui que ce soit, et le caractère et le talent chirurgical — je craindrais de les compromettre d'autant plus inutilement aux yeux de leurs clients, que bien d'autres — n'ayant pas, d'ailleurs, le temps nécessaire pour se prononcer, c'est-à-dire pour tenter des expériences, —marchent forcément sur leurs traces.

Les motifs précités ne me permettent donc pas d'être plus explicite. Mais on reconnaîtra, sans doute, que j'en ai suffisamment dit pour être en droit d'affirmer :

— Que les véritables signes de la *mort* sont généralement *douteux* ; qu'il y a des précautions à prendre pour ne point porter dans le séjour des trépassés un malade dont la vie est suspendue ou latente, et non éteinte ;

— Que la législation qui régit la police des cimetières est incomplète, *puisqu'elle ne prévient pas tous les périls* ;

— Et qu'aucune *preuve dogmatique* n'est possible en médecine.

Car, voyez-vous, les spécialités échappent, elles fuient incessamment à l'examen des plus profonds observateurs !

Parmi les plus célèbres médecins, il en est qui ne m'ont point contesté la justesse de ce que je viens d'avancer. « L'infaillibilité, » — me disait l'un d'eux, — « ne garantit aucunement nos décisions. « La science marche toujours à pas comptés. La « théorie se perfectionne, il est vrai ; mais l'applica- « tion en est si difficile que nous devenons souvent « dupes... aux dépens de nos malades. »

VII

ROSOLINE D'AB**.

> . . . Il n'y eut jamais de fille aimante comme celle-là.
>
> L. UHLAND.

Mais, s'il est facile de produire des exemples, plus ou moins récents, de personnes qui sont revenues à la vie, soit avant, soit pendant, soit après le transport en terre, n'est-on pas fondé, je le demande encore, ne doit-on pas, à son tour, appréhender d'être enterré vif?

Toi, dont l'âme était pure comme un jour calme et serein, jeune Rosoline, que ne m'est-il permis de révéler, sans voiles aucuns, la funeste méprise qui t'arracha, ainsi qu'une belle fleur, des bras d'une famille dont tu étais l'ornement!

Il n'y a pas encore deux étés (1) que ta voix charmante, unie aux sons mélodieux d'une harpe d'or, causait les sensations les plus vives et les plus durables!... Et voilà que la mort — et quelle *mort!* — a déjà rompu la trame de ton existence vierge!... Tu n'es plus!

Maudite soit la science orgueilleuse qui, s'en rapportant à de simples apparences, prononça d'ici-bas ton bannissement éternel!

Ah! si, moins livré à sa douleur, l'homme qui ne cessa de t'aimer avait su communiquer ses tardifs pressentiments au vieux et illustre auteur de ta vie, quels soins, quels sacrifices auraient coûté à la tendresse de ta famille pour essayer de ranimer ton beau corps, empreint des stigmates les plus trompeurs!

Le triste événement! il ne se perdra pas sitôt dans l'oubli, car le nom de Rosoline est gravé au fond d'un cœur qui se reconnaissait digne d'elle....

Que les souffrances morales sont grandes pour celui qui en demeure atteint!... Lorsque, suivant le cours régulier des lois universelles, le sommeil

(1) La première édit. de cette brochure parut vers la fin de 1833.

vient étendre silencieusement son sceptre magique sur une partie des habitants de la terre, X*, lui seul, consacre ses veilles aux méditations les plus sérieuses et les plus décevantes sur la condition humaine. Et quand, accablé de ses souvenirs, il l'entend sonner *deux heures* (1), l'inconsolable amant,

(1) J'ai connu les personnes qui ont figuré dans ce drame ; et c'est ce qui, du reste, m'a suggéré l'idée d'appeler l'attention publique sur le danger des inhumations trop promptes.

Un mois après la mort de Rosoline d'Ab*, *à deux heures du matin*, son amant, officier anglais, voulut vérifier ses tardifs soupçons. Assisté d'un serviteur, il parvint à découvrir le cercueil, et aperçut, aussitôt, une main décharnée qui s'était fait passage à travers la jointure de deux planches.

Peu de temps après, il écrivit à l'Esculape de Rosoline d'Ab* une lettre dont voici la traduction :

« Votre inexpérience a détruit mon bonheur... Cependant, je ne vous haïrai pas.

« Quand le cœur est forcé de haïr, dit le poëte d'Aberdeen, les « tourments qu'il endure ressemblent à ceux qu'éprouveraient les « morts, s'ils sentaient tout à coup les vers glacés du sépulcre ramper sur leurs chairs à demi rongées, sans pouvoir écarter loin « d'eux ces reptiles dévorants » X*.

Voici l'inscription qui se trouve gravée sur la tombe de cette victime de la précipitation :

HERE LIES
THE REMAINS OF R. E. D'AB***
BORN IN MANCHESTER
WHO DEPARTED THIS LIFE
ON THE 2d JUNE 1832
AGED 17 YEARS.

ému de compatissance, s'écrie avec amertume :

« Morte dans les convulsions d'une lente agonie !...
« Quelle destinée !... »

Ea est conditio mortalium ad has et ejusmodi fortunæ occasiones gignimur, ut de homine ne morti quidem debeat credi (1),

VIII

CÉRÉMONIES DES FUNÉRAILLES CHEZ LES ANCIENS. — URGENCE DES NOUVELLES MESURES A PRENDRE.

> Quoique ces méprises soient rares, il faut en garantir l'humanité. Nous n'avons pas le droit d'enterrer les vivants, et personne ne se soucie d'être victime de notre promptitude en fait d'inhumation. Ceux-là même qui font le moins de cas de la vie ne veulent pas être exposés à souffrir les tourments d'un pareil supplice.
>
> VIENNET, de l'Acad. franç. (*Lettre à l'auteur.*)

La crainte que je manifeste ne saurait être le résultat d'une imagination exaltée ; c'est le sentiment du bien-être de l'humanité, ce sont des exemples qui laissent entrevoir à tous les hommes la perspec-

(1) Telle est la condition des hommes ; ils sont exposés à des jeux de hasard tels, qu'on ne peut même se fier à la *mort*. Pline, *Hist. nat*, Liv. VIII, chap. LII.

tive d'une affreuse réalité... A TOUS LES HOMMES, car les plus puissants d'entr'eux peuvent aussi redouter ce que j'annonce.

Il n'est aucun de nous qui puisse se flatter d'entrer paisiblement dans la tombe!

Ici, l'égalité est un mot plein d'horreur!!.. Je parle de l'égalité devant les chances d'une *mort violente*...

Que si mes juges étaient portés à condamner ce qui précède, je les prie, avant tout, de se remémorer quelques circonstances historiques fort remarquables, circonstances qui militent en faveur de cet écrit.

Non seulement la cérémonie des funérailles (1) commençait, chez les Romains, dès qu'un citoyen se mourait, — mais encore, il est à remarquer que *sept jours* (2) s'écoulaient avant qu'on portât son corps sur le bûcher. — « Puis ils gardaient le corps dans « le lict par sept iours, afin de crier souventes fois à

(1) Ce mot est dérivé du latin *funus*, et celui-ci de *funalia*, parce que les torches *funes cera circumdati* étaient d'usage dans les enterrements des Romains. On sait que ces derniers avaient trois sortes de tombeaux : *Sepulcrum*, *monumentum* et *cenotaphium*.

(2) Servius dit qu'on le brûlait le huitième jour, et qu'on l'ensevelissait le neuvième.

« ses oreilles, et tenter si, par ce moyen, il pourrait « ressusciter, *comme il se voit quelquefois* (1). » —Pendant ce laps de temps on l'appelait donc plusieurs fois par son nom, à haute voix (2), pour tâcher de connaître s'il était réellement *mort*, ou seulement tombé en léthargie. Et, suivant l'explication qu'un célèbre antiquaire a donnée d'un bas-relief qui est au Louvre, dans la salle des antiques, loin de se borner simplement à la voix pour les personnes de qualité, on employait même le son aigu des buccins et des trompettes, toujours avant de remettre le corps entre les mains des libitinaires.

(1) Guénébaud, médecin. *Le Reueil de Chyndonax, prince des Vacies Druides celtiques dijonois, auec sainctelé, religion et diuersité des cérémonies obseruées aux anciennes sépultures.* Dijon, 1621. Chap. XVII, pag 115.

(2) Cet usage est la *conclamation*. Properce nous apprend ce que l'on espérait de la conclamation par ces vers qu'il met dans la bouche de Cynthie :

At mihi non oculos quisquam inclamavit euntes,
Unum impetrassem, te revocante, diem.

Louis, — *Lettres sur la certitude des signes de la mort*, — Prétend, sur je ne sais quel fondement, que la conclamation n'a point été une épreuve pour constater la mort. Au surplus, il suffit de lire les premières *lettres* pour reconnaître qu'il y a, chez l'auteur, un parti pris d'élever des doutes sur les faits les plus clairement établis.

Par quelles raisons croyez-vous — dit Quintilien — que les funérailles se font si tard? Pourquoi troublons-nous le repos des pompes funèbres par tant de gémissements, de pleurs, de hurlements? *Si ce n'est qu'on a souvent vu revenir à la vie ceux à qui on était prêt de rendre les derniers devoirs. — Undè putatis inventos tardos funerum apparatus? Undè quod exequias planctibus ploratu magno semper inquietamus ululatu? Quam quod vidimus frequenter post conclamata suprema redeuntes.*

Telle était la coutume d'un grand peuple; coutume imparfaite, je l'avoue, mais respectable, puisque son but était humain.

Quelques relations nous apprennent aussi qu'arrivés au tombeau, les Turcs tiraient le mort du cercueil et le descendaient dans la fosse, en prononçant quelques sentences du Koran, mais sans jeter immédiatement la terre sur le corps; et, afin de lui donner un peu d'air, on posait de longues pierres en travers, formant une espèce de voûte.

Ce point d'une religion superstitieuse et intolérante, comme le sont toutes les religions artificielles, reposait, sans doute, sur des appréhensions fondées.

En Afrique, dès qu'un nègre de la Côte-d'Or est mort, les parents et les amis se rassemblent autour du corps, se lamentent longtemps et lui adressent, à haute voix, différentes questions. Des femmes font un bruit continuel, en poussant des cris lugubres.

Quand un Scythe mourait, ses parents le plaçaient sur un chariot et le promenaient, de côté et d'autre, pendant *quarante jours*, au bout desquels ils l'ensevelissaient (1).

Du Halde, — *Descrip. de la Chine et de la Tartarie chinoise*, 1735, — nous apprend qu'un Chinois est libre de garder chez lui le corps d'un parent ou d'un ami pendant un espace de temps indéterminé. La cérémonie que les Chinois rendent aux défunts dure ordinairement *sept jours*.

Si je ne m'adressais à des hommes dont les connaissances surpassent infiniment les miennes, je citerais ici plusieurs autres coutumes des principales nations de l'antiquité, et je m'attacherais à faire ressortir la prudence et la sagesse extrêmes qu'apportaient généralement les magistrats dans l'établissement des règlements relatifs aux funérailles. Mais je m'arrête, forcé de reconnaître que les disciples ont peu de choses à dire en face des maî-

(1) Montfaucon. — *Antiquitas explanatione et schematibus illustrata*. — T. V. — *Funera complectens, sepulcra et mausolea*, etc. F° 189. 1719.

tres, et, surtout, qu'ils n'ont rien à leur apprendre(1).

Pour démontrer, cependant, que de nouvelles mesures auraient leur utilité, je trouve à propos de mentionner ce qui faillit survenir à cinq autres personnes.

Milady Roussel dut la vie à la rare tendresse de son mari, officier anglais. Aucun signe de putréfaction ne s'étant manifesté, à partir du *décès*, la *morte* se réveilla *sept jours après*, au bruit que faisaient les cloches d'une église voisine.

Licetus parle d'une religieuse de Brescia qui resta *dix jours* dans un état apparent de *mort*.

Crafft termine ses *histoires des ressuscités guéris* par celle de Jacques Lavaur, châtelain de Boudry, que les douleurs cardialgiques firent tomber dans une syncope si violente, qu'on le crut *mort*. Sur ces entrefaites, le médecin étant arrivé, lui souffla du poi-

(1) On peut consulter avec fruit les auteurs suivants : — Lavorius, *De prisco et recenti funerandi more*. Florianus Dulphus, *De sepulturis*, etc. 1641. — Jabob. Gutherus, *De jure manium*, 1615. — Claude Guichard, *Des funérailles chez les anciens*, 1581. — Guénébaud, médecin, *Le Reueil de Chyndonax, prince des Vacies Druides celtiques, dijouois, auec saincteté, religion et diuersité des cérémonies obseruées aux anciennes sépultures*. Dijon, 1621. — Kirchman, *de funeribus Romanorum*, 1re édit. Lubeck, 1604.

vre pulvérisé dans les narines ; alors, le prétendu *mort* se mit à éternuer.

M. Chevalier, chirurgien de Paris, attaqué d'une affection soporeuse, ne donnait aucun signe de sensibilité. On l'agita et on le secoua fort rudement, sans succès. Quelqu'un, qui le connaissait pour un grand joueur de piquet, s'avisa de s'écrier assez vivement : *quinte, quatorze et le point!* Le malade fut tellement frappé de ces mots, que dès cet instant il sortit de sa léthargie.

L'aventure extraordinaire de ce commerçant qui, revenant d'un voyage, *deux jours après* la *mort* de sa femme, la trouva exposée à sa porte au moment où le clergé allait s'emparer du corps, mérite aussi quelque attention : voulant s'assurer de sa *mort*, il lui fit faire des scarifications et appliquer des ventouses ; on en avait déjà mis *vingt cinq* sans succès, lorsqu'une *vingt-sixième* fit crier à la *morte* : « Ah ! que vous me « faites mal ! »

Louis (1), avec le ton d'assurance qui lui est familier, prétend, ainsi que Prévot, médecin de Padoue, que l'application d'*un vésicatoire* peut fournir un signe certain de *mort*. Le premier, après avoir essayé

(1) *Lettres sur la certitude de la mort.* Paris, 1752.

de réfuter une foule d'anecdotes historiques sur *les inhumations précipitées*, dans le but *de rassurer les citoyens sur la crainte d'être enterrés vivants*, finit, néanmoins, par faire cet aveu remarquable et contradictoire :

« La précipitation des enterrements expose les « hommes à des dangers terribles. — La perte de la « vie, par la précipitation d'un enterrement, est un « accident formidable. ». — V. pages 195 et 198.

IX

PROJET. — OBJECTIONS QUI ONT ÉTÉ FAITES.

> . . . Vous savez que l'homme ne marche qu'à pas lents et mesurés dans la voie des améliorations. Je n'ose prédire quel sera le jour où l'on fera droit aux motifs louables qui vous ont dicté cet écrit...
>
> Général La Fayette. (*Lettre à l'auteur*).
>
> . . . La lecture que j'en ai faite m'a inspiré d'autant plus d'intérêt que cet ouvrage m'est parvenu au moment où je venais moi-même d'appeler l'attention des officiers de l'état civil sur le danger des inhumations précipitées.
>
> Le préfet de Seine-et-Marne. (*Lettre à l'auteur*, 1835.)

Il est un moyen de remédier à ces malheurs *toujours possibles*, et son exécution, facile et peu dispendieuse, ferait honneur, il me semble, à la philanthropie du peuple français.

Pour assurer la vérité du décès des citoyens, je ne demanderai ni *soixante*, ni *soixante-douze heures de délai*, avant l'inhumation, ainsi que l'ont fait les médecins Rhasès, — *Albubècar-Muhamede*(1), — et Arnault de Villeneuve (2). La plus grande imprudence consisterait, ici, *à limiter les opérations de la nature dans leur durée*. Notre savoir, eussions-nous celui de Cuvier, d'Arago ou d'Orfila, n'est point aussi vaste que la nature. Il peut d'autant moins la suivre, qu'elle se cache presque partout. Avant d'ordonner l'inhumation, laissons donc faire la MORT. Ses conquêtes sont assez rapides par elles-mêmes ; voyez : tout se flétrit à son approche ; tout devient poussière à sa présence ; il n'y a que la VERTU et la GLOIRE qui traversent majestueusement les siècles.

Mais ne serait-il pas nécessaire qu'on construisît, dans chaque commune, une ou plusieurs *salles d'attente* qui seraient destinées à recevoir provisoirement,

(1) *Contin.* Liv. I. *Tract.* I. T. II. Il donna le premier l'histoire de la petite vérole.

(2) *Praticæ medicinæ.* Liv. I, chap. XXIII. Arnault de Villeneuve est un de ceux qui introduisirent la chimie dans la médecine.

à l'issue de la cérémonie religieuse, tous ceux qui sembleraient *morts,* jusqu'à l'heure où la *mort absolue,* dûment constatée par un procès-verbal, permettrait de les inhumer en toute sécurité ? Or, Terrili, Zacchias et autres praticiens, déclarent qu'on n'a de *preuves infaillibles de la mort absolue* qu'au commencement de la putréfaction dans les corps (1).

Je suis d'avis que chacun devrait contribuer à l'installation des *salles d'attente* : à défaut de ressources locales, l'État devrait y pourvoir.

L'adoption immédiate de ce projet ne saurait être une infraction aux règlements sanitaires, puisque les édifices dont il s'agit seraient construits *à l'écart des villes*, dans l'intérieur des cimetières, voire même sous terre, et qu'une sage prévoyance dirigerait cette institution, de manière à paralyser les effets du gaz cadavéreux, dont l'extrême subtilité pourrait vicier l'air et compromettre la santé publique.

On m'a écrit, il y a quelques années :

« Les mesures que vous proposez sont *à peu près*
« *impraticables*, dans la plupart des localités, *à cause*
« *des dépenses considérables qu'elles exigeraient.* »

(1) Il faut distinguer, ici, la putréfaction qui attaque les corps vivants de celle qui s'empare d'un cadavre, chacun ayant des caractères qui lui sont propres.

Victimes dont une erreur fatale creusa le tombeau, vos mânes, s'il se peut, doivent tressaillir !

Des dépenses considérables ! Mais chaque fois qu'il s'agit d'améliorer la condition des hommes, je prétends qu'on doit écarter, tout d'abord, les considérations mesquines de l'économie.

Vous qui craignez d'occasionner *des dépenses considérables* devant les portes de l'éternité, rassurez-vous sur l'objet de ma demande. Le plan que j'ai proposé sera d'une exécution *peu coûteuse.*

Une salle mortuaire, une morgue, n'a besoin d'égaler, dans son architecture, ni la fastueusema - gnificence des palais, ni la beauté des obélisques, ni la majesté des arcs de triomphe que la patrie justement reconnaissante élève en l'honneur des grands citoyens.

Des mesures à peu près semblables à celles que je propose existent déjà dans quelques villes de l'Angleterre et de la prudente Allemagne.

Ce serait encore une bien légère réfutation que d'ajouter avec le même :

« Les règlements fixent, d'ailleurs, *un délai suffisant*
« *entre la mort et l'inhumation.* Les véritables signes
« de la mort sont maintenant *assez bien connus*
« pour que l'on n'ait point à redouter des erreurs

« semblables à celles dont le passé nous offre mal-« heureusement *quelques exemples.* »

Car cela ne répond aucunement à mes citations.

Non, les règlements ne fixent pas *un délai suffisant entre la mort et l'inhumation.*

Non, les véritables signes de la mort ne sont pas encore *assez bien connus* pour qu'on puisse s'en rapporter exclusivement aux gens de l'art.

Gardons-nous de repousser toute crainte *actuelle,* relativement aux erreurs dont le passé nous offre de *fréquents exemples* (1).

Je n'oublierai pas, ici, de consigner que, parmi les individus qui sentent les approches de la mort, il en est qui sollicitent, avec instance, qu'on ne les enterre qu'après un délai suffisant et raisonnable.

Que font toutes ces prières ? La routine nous avertit gravement de ne point choquer les usages, de s'en rapporter aux lumières et à *l'expérience* des hommes spéciaux... La routine ! elle s'opposerait peut-être à

(1) Reconnaissant que la lettre dont j'ai cité quelques passages est conçue dans un esprit et dans des termes qui dénotent la politesse extrême du signataire, je crois remplir un devoir en affirmant qu'aucun motif ne saurait me porter à des personnalités offensantes envers quiconque ne partage pas mon opinion, et que je me suis exprimé en termes généraux.

ce que, *provisoirement*, en attendant la révision de nos lois civiles concernant les inhumations, une main prévoyante perçât le cœur des prétendus *morts* que son incurie livre au plus horrible des supplices!

Dans une série d'articles remarquables sur *les Cimetières dè Paris* (1), M. Alphonse Esquiros fait remarquer, judicieusement, que l'habitude où étaient les Romains de brûler le corps des citoyens libres (2), avait du moins l'avantage de leur épargner les lentes tortures d'une agonie dont l'idée seule fait frémir.

Les Egyptiens, ajoute-t-il, atteignaient le même but par l'embaumement.

Au fait, pour rentrer dans mon sujet, je demanderai où est celui qui ne consacrerait volontiers une minime portion de son revenu, afin de contribuer à la réalisation du nouvel état de choses que j'indique, et dont l'objet, de l'aveu de M. l'ex-préfet de police, *est incontestablement de nature à fixer l'attention en faveur de l'humanité* (3)?

Que l'avare prononce lui-même; je sais d'avance quelle sera sa réponse :

Quoi! s'écriera-t-il, en reculant d'effroi, on vou-

(1) *Revue de Paris*, 1844.

(2) Voy. la note page 21.

(3) Lettre à l'auteur, janvier 1834.

drait que nous restassions là, assis tranquillement sur les bords du gouffre immensurable qui a englouti prématurément nos pères, nos amantes et nos fils ?

X

CE QUE NOUS ENCOURONS TOUS.

> . . . . Je vais porter votre brochure à mon département; elle sera publiée, par extraits, dans le *Mémorial de la Dordogne*, journal que j'ai fondé pour répandre des vérités d'utilité publique. Celles que contient votre œuvre de philanthropie sont du premier intérêt.
>
> Maréchal BUGEAUD. (*Lettre à l'auteur.*)

Songeons que, dans les entrailles de la terre, l'homme peut encore souffrir... Ce sont des maux de courte durée, il est certain ; mais combien ils doivent être grands !

Celui qui a montré du courage dans les combats, frémirait involontairement s'il se savait destiné à subir ce genre de *mort* violente.

Figurons-nous, au surplus, le douloureux étonnement d'un être qui retrouve, pour ainsi dire, une nouvelle existence dans son étroite et dernière demeure ; imaginons sa position, ses efforts impuissants, ses angoisses indicibles ;... l'idée, l'idée désespérante qu'à quelques pouces au-dessus de lui se trouve un air salubre ! Tortures nombreuses qui durent quelques secondes. Il expire enfin. Que dis-je ! exhalant sa rage dans un lien mortuaire, il suffoque, il achète le droit d'habiter le champ du repos au prix d'une épreuve atroce !

Eh bien ! ne doit-on pas trembler de se réveiller d'entre les *morts* pour contempler sa propre infortune au fond d'un pareil enfer ?

Ce que je fais appréhender ici, est-il donc moins saisissant que l'aventure de Gherardesca qui, voyant ses fils épuisés par une faim dévorante, collant leurs bouches avides à ses mains décharnées, et voulant le nourrir de leurs corps, lui-même de ses bras leur offrait les lambeaux ?

Ciel ! nous marchons aux convois de nos frères ; nous versons des pleurs sur leurs tombes ; nous révérons la mémoire de nos bienfaiteurs, de nos amis ; et une conjoncture inouïe peut venir exciter en nous l'horreur et la crainte !!!

Aux idées de dissolution, d'anéantissement, viennent encore s'offrir de plus lugubres images !!!

Dis, lecteur, de semblables réflexions ne sont-elles point faites pour plonger l'âme dans les épouvantements de la *mort* ?

Vieillards dont les nobles fronts penchent vers la terre, avez-vous envisagé, sous ce sombre point de vue, la dernière heure du songe de la vie ?

En vérité, si la hache brillait soudain devant mes yeux pour faire tomber une tête aux pieds de la justice des hommes, j'affirme que ce crime de lèse-nature serait moins capable d'émouvoir mes sens (1) !

(1) Non occides ! *Deut.*

S'il était permis d'élever la voix après les Victor Hugo, les Lamartine et tant d'autres nobles antagonistes du maintien de la peine de mort, l'auteur, ainsi qu'il l'a déjà dit, mettrait à jour une notice ayant pour titre : *Décadence de l'institution de la peine de mort,* etc. Notice dans laquelle, remontant aux époques civilisées les plus reculées, il cherche à établir que la peine dont il s'agit est non seulement *immorale* et *inique*, dans son application, mais encore *complétement inutile*, eu égard aux résultats que le législateur se propose d'atteindre ; qu'enfin, son *abolition* dans plusieurs États, notamment en Russie, sous le règne d'Élisabeth, n'a jamais eu pour effet d'accroître le nombre des coupables.

Il n'est pas question, ici, d'un individu quelconque, mais de la société tout entière dont chaque membre peut devenir l'objet d'un châtiment d'autant plus *injuste* que le juge, ou peu éclairé, ou dont on surprend la religion, ne peut revenir sur ses *méprises*.

L'application de la peine de mort, on l'a dit, est un crime de lèse-nature ; politiquement parlant, elle aigrit les partis, prolonge leur existence, et, jusqu'à un certain point, légitime les représailles.

Il est bon de faire cette remarque que, de tous temps, l'institution de la peine de mort a rencontré des adversaires.

Plaignons, il faut s'en faire un devoir, plaignons les malheureux. Si l'homme est né pour la souffrance; si son sort consiste, le plus souvent, à être plongé dans les larmes que lui suscite la politique des agi-

Thucydide — 475 ans avant J.-C. — est le premier historien qui en proclama l'inutilité.

Strabon — lib. XI — dit que certains peuples du Caucase étaient dans l'usage de ne condamner personne à mort.

Diodore — liv. I, chap. LXV — rapporte que Sabacon, roi d'Égypte, commua cette peine en une condamnation aux travaux publics.

Euripide — 486 ans avant J.-C. — dit qu'anciennement nos pères avaient arrêté que quiconque aurait souillé ses mains dans le sang d'autrui eût à ne plus se montrer dans le pays. L'exil était la seule peine qu'on lui imposât; et il n'était pas permis de lui ôter la vie comme il l'avait fait lui-même à un autre.

D'après la loi *porcia*, aucun citoyen romain n'avait à redouter la hache du licteur. Cette loi ne permettait de leur ôter la vie qu'en vertu d'une sentence du peuple assemblé en comices; sentence que chacun pouvait éluder par un exil volontaire.

On ne punissait l'assassinat, chez les Germains, qu'en dépouillant l'assassin d'une partie de son bien en faveur des parents du défunt. *Luitur enim homicidium certo armentorum ac pecorum numero, recipitque satisfactionem universa domus.* Tacite.

Rien n'est si connu que les compositions ordonnées par les lois des Saliens, des Bourguignons, des Ripuaires, où la vie d'un Franc est taxée à 200 sous, celle d'un Romain à 100, etc.

Le crime de manger un homme mort, a dit un philosophe, n'est rien en comparaison du crime de tuer son semblable.

tateurs, ces vils émissaires de la ruse et de la calomnie ; si le globe, fécondé par la destruction, est une vaste arène sans cesse mouvante sous nos pas (1) et fumante du sang des familles innombrables qui disparaissent emportées par la roue du temps; ah ! du moins, en présence de ces misères, préservons-nous mutuellement des appréhensions sinistres d'une *mort violente*.

« Rien ne prouve mieux, » — a dit un écrivain (2), — « combien un certain état de vie ressemble à l'état de mort. Rien, aussi, ne serait « plus raisonnable et plus selon l'humanité, que de « se presser, moins qu'on ne le fait, d'abandonner, « d'ensevelir et d'enterrer les corps : pourquoi n'at- « tendre que *dix, vingt* ou *vingt-quatre heures*, puis- « que ce temps ne suffit pas pour distinguer une « *mort vraie* d'une *mort apparente*, et qu'on a des « exemples de personnes qui sont sorties de leur

(1) « La terre est mobile et presque liquide comme l'Océan : elle « absorbe animaux, monuments, hommes, montagnes, femmes, « cités, puis se clôt; quand une génération y est jetée, il se forme « à la surface quelques rides, quelques flots de terrain ; ils s'apla- « nissent, et il n'y paraît plus. » — Lepaulard, avocat à la Cour royale; Préface des *Derniers chants du soir*.

(2) *Hist. nat. de l'homme et de la femme*. 1 vol.

« tombeau au bout de *deux* ou *trois jours* ? pourquoi « laisser, avec indifférence, précipiter les funérailles « des personnes mêmes dont nous aurions ardem- « ment désiré de prolonger la vie ? pourquoi cet « usage au changement duquel tous les hommes « sont également intéressés, subsiste-t-il ? ne suffit- « il pas qu'il y ait eu quelquefois de l'abus par les « enterrements précipités, pour nous engager à les « différer ?

« La plupart des peuples sauvages font plus d'at- « tention que nous à ces derniers instants ; ils re- « gardent comme le premier devoir ce qui n'est « pour nous qu'une cérémonie ; ils respectent leurs « morts ; ils les habillent ; ils leur parlent ; ils réci- « tent leurs exploits, louent leurs vertus : et nous « qui nous piquons d'être sensibles, nous ne sommes « même pas humains ; nous les fuyons, nous les « abandonnons, nous ne voulons pas les voir ; nous « n'avons ni le courage ni la volonté d'en parler ; « nous évitons même de nous trouver dans les lieux « qui peuvent nous en rappeler l'idée. — Nous sommes « trop indifférents ou trop faibles. »

Le projet que je viens de soumettre, et qui est le même que celui dont j'eus l'honneur de faire agréer l'envoi, il y a quelques années, à S. M. Louis-Philippe Ier, n'est point tellement exclusif qu'on ne puisse, ainsi que l'a dit l'honorable rapporteur de ma pétition à la Chambre des Députés, le modifier; j'ajouterai même lui en substituer un meilleur. Je prie donc les philanthropes, et particulièrement les législateurs, de méditer sur cette intéressante question, consistant à savoir si, comme je le déclare, il importe que les règlements qui concernent la police des cimetières soient promptement revisés.

En coûterait-il un peu d'or, ce serait au profit des membres de la grande famille. Le bien-être social ne se marchande point.

Parlez; faites connaître votre assentiment sur cet acte d'utilité générale, et l'on vous devra encore un nouveau pas dans les voies de la civilisation, ô missionnaires de paix! Vous tous dont le zèle et l'influence secondent si merveilleusement les continuels efforts de la presse philosophique, de cet éloquent adversaire de l'anarchie, qui remue les esprits, fait germer en eux la foi innée des grandes choses, et conduit droit au progrès avec une puissance surhumaine.

Donnez tous les développements nécessaires à cette pensée consolante qu'on peut parvenir à dissiper l'état de *mort imparfaite*; c'est-à-dire, à retirer un certain nombre d'hommes des liens douteux du trépas. Et, sachez-le, ce sera continuer à remplir les desseins de celui qui se complaît en vous pour améliorer, de plus en plus, la condition très imparfaite de ses créatures.

Et l'amant de Rosoline, ce proscrit du monde pour lequel ne se rallumera jamais le flambeau de l'espérance, sera dignement vengé si la révélation d'une catastrophe dont le souvenir incessant l'a rendu fou, contribue à en préserver la masse des humains.

En résumé, ayant parlé en faveur de TOUS, je dois supposer qu'on ne me taxera point d'avoir écrit sous l'impression d'une crainte uniquement personnelle. — J'ai envisagé mon sujet sous un point de vue plus large et plus conforme à mes pensées. — Puisse donc ma parole être entendue, comprise et favorablement accueillie !

FIN.

Nota. On lit dans le *supplément de l'Estafette* du 22 août 1844 :
« Encore un nouveau fait en faveur de l'établissement d'une « *chambre mortuaire* dans tous les cimetières. Le 16 août, sur la « paroisse de Daurade, à Toulouse, un individu allait être porté à « la dernière demeure quand on s'est aperçu, à un mouvement de « la bière, qu'il vivait encore. »

TABLE DES MATIÈRES.

Pages

CHAP. I. — Prolégomènes généraux. — Incertitudes touchant l'état de mort absolue. 7

II. — Exemples de personnes condamnées à la mort absolue, par imprévoyance. 14

III. — Morts imparfaites, dissipées par cas imprévus. . 18

IV. — Morts imparfaites, dissipées par les incisions faites sur quelques individus. 25

V. — Opinion d'un régent de la Faculté de médecine de Paris, sur les apparences de la mort. 27

VI. — Avons-nous des exemples récents? Devons-nous en redouter? 30

VII. — Rosoline d'Ab***. 38

VIII. — Cérémonies des funérailles chez les anciens. — Urgence des nouvelles mesures à prendre. . . 41

IX. — Projet. — Objections qui ont été faites. 48

X. — Ce que nous encourons tous. 54

FIN DE LA TABLE.

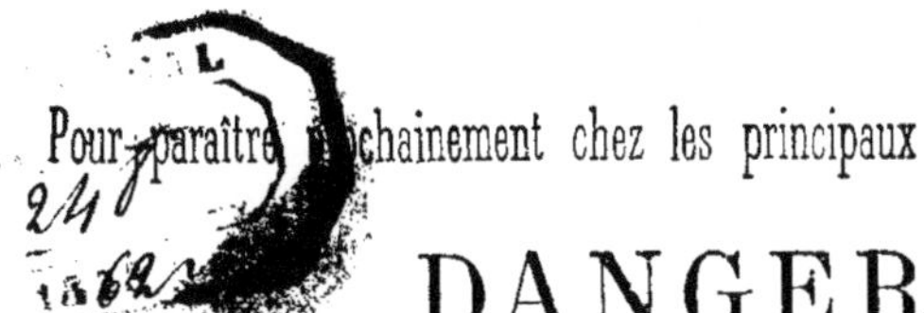

Pour paraître prochainement chez les principaux Libraires de Paris :

DANGER
DES INHUMATIONS TROP PROMPTES

ET NÉCESSITÉ

DES MAISONS OU DÉPOTS MORTUAIRES,

PAR H. LE GUERN.

9e Edition.

(Ouvrage auquel ont souscrit, à diverses époques, les membres de la famille d'Orléans; le roi de Prusse; S. M. I. Napoléon III; LL. EE. les Ministres de l'intérieur, de la marine, et S. E. le Ministre de la guerre, sur l'avis deux fois émis par le conseil de santé des armées de terre, etc.)

Livre précédé de ces épigraphes :

Il est parfaitement DÉMONTRÉ que des personnes, *qui ont été regardées comme mortes, sont revenues à la vie au moment où on allait les ouvrir ou les ensevelir, ou bien lorsqu'elles étaient déjà dans le cercueil et même dans la tombe. On peut assurer que plusieurs d'entre elles ne sont mortes que* POUR AVOIR ÉTÉ ENTERRÉES AVEC TROP DE PRÉCIPITATION. Cette funeste méprise TIENT à la DIFFICULTÉ QU'ON ÉPROUVE, DANS CERTAINES CIRCONSTANCES, A DISTINGUER LA MORT APPARENTE. — La plupart des épreuves conseillées jusqu'à ce jour pour distinguer la mort réelle de la mort apparente sont ÉQUIVOQUES et INSUFFISANTES... Les dispositions législatives actuellement en vigueur, relativement aux inhumations, *en supposant même qu'elles soient rigoureusement observées*, peuvent ne pas empêcher, dans certains cas, que l'on enterre des *individus vivants*. — Le signe le plus certain de la mort est la PUTRÉFACTION bien caractérisée. (ORFILA.)

La PUTRÉFACTION est le SEUL VRAI signe de mort. (PORTAL.)

Les signes de la mort, la PUTRÉFATION EXCEPTÉE, ne sont que négatifs. Chacun d'eux, pris séparément, est incertain... Ces signes sont trompeurs et ont trompé mille fois. (THIÉRY.)

Nous pensons qu'il ne sera pas sans intérêt de faire connaître ici l'opinion des Conseils généraux des départements, ainsi que celle de plusieurs savants praticiens sur une question qui intéresse les hommes au plus haut degré. Des événements déplorables, accusant l'imprévoyance sociale, ont été signalés à diverses époques et le sont encore par la presse périodique. Si quelques-uns d'entre ces événements ont été controuvés, l'importance extrême du sujet ne diminue pour cela ni d'intérêt ni de gravité. En effet, le plus ou moins grand nombre *d'enterrements prématurés* ne saurait porter atteinte à cette affirmation sans réplique : *que les signes de la mort sont tous incertains, — la putréfaction exceptée.* — Au surplus, nous allons mettre sous les yeux du lecteur un long extrait de l'ouvrage même; lequel, en 1846, fut jugé digne d'être admis à concourir pour le prix Monni, relatif aux morts apparentes (1).

. . . .

Que nous sommes imprévoyants!

Que nous sommes inhumains!

Assisterons-nous donc sans cesse au spectacle navrant des inhumations prématurées, sans ressentir autre chose que l'émotion d'une tardive et stérile pitié ?

A la vue de tant de scènes lamentables, une sainte indignation s'emparant enfin de tous les cœurs généreux, n'arrêtera-t-elle pas, — souffrez que je le dise, — le cours de tant d'assassinats tolérés, en faisant succéder une institution de haute humanité au fantôme évanoui d'une science de mots, en tant qu'elle se targue d'infaillibilité (2)?

Ah ! je le reconnais avec douleur et je le proclame ici :

« Le respect pour la vie de nos semblables n'est pas encore suffisamment enseigné dans nos sociétés modernes. Un mort ne nous semble guère qu'un partant « qui cède sa place, et dont le retour serait plus gênant qu'utile (3). »

Considérez que *tous ces cas de résurrections naturelles sont généralement dus à des circonstances indépendantes de la sollicitude humaine;* qu'évidemment d'horribles drames s'accomplissent à notre insu, mais par notre faute, dans les cimetières où nul être vivant ne peut porter ses pas sans appréhender d'y fouler la fosse d'un martyr!

Ea est conditio mortalium : ad has et ejusmodi fortunæ occasiones gignimur, ut de homine ne morti quidem debeat credi.

Telle est la condition des hommes; ils sont exposés à des jeux de hasard tels, qu'on ne peut même se fier à la mort (4) !

Or, combien de maladies, combien d'accidents, de causes internes ou externes, peuvent occasionner des morts apparentes!

La syncope, la catalepsie, l'esquinancie, l'extase, la chorée, la lipothymie (5),

(1) Académie des sciences. — Lettre de M. Flourens à l'auteur.

(2) Je ne m'en prends ici qu'à cette branche éhontée de la médecine dite *infaillible*, et ainsi proclamée encore par quelques charlatans officiels.

Pour motiver une réforme dans la législation, il ne serait aucunement nécessaire que les événements dont il s'agit fussent aussi nombreux qu'il est permis de le supposer. La question se réduit à savoir si les praticiens peuvent se méprendre sur les signes de la mort. Or, c'est ce dont on ne peut douter, *scientifiquement parlant.*

Remarquons d'ailleurs qu'il y a de bons et de mauvais praticiens, de même qu'il y a de bons et de mauvais légistes. Au moyen de SALLES D'ATTENTE, toutes les craintes seraient dissipées.

(3) Emile Souvestre. Lettre à l'auteur.

(4) Pline, *Hist. nat.*, liv. VII, chap. LII.

(5) Ce mot, composé de mots grecs, signifie littéralement : *un délaissement d'esprit.* C'est le premier degré de syncope.

la coqueluche, l'apoplexie, l'epilepsie, la grossesse et ses suites, le croup, le sphacèle, les convulsions, l'éclampsie, la faim, etc.;

Les chutes, les contusions violentes, la strangulation, l'ivresse, la chaleur, l'air méphitique, les corps étrangers arrêtés dans la glotte, la trachée-artère, l'œsophage, etc.

Afin de démontrer combien d'esprits éclairés partagent cette appréhension terrible, je vais résumer ici : 1° les vœux émis par divers Conseils généraux des départements ; 2° l'avis du conseil de santé des armées de terre ; 3° une délibération du conseil municipal de la ville de Beauvais ; 4° l'opinion de MM. J. Bourgeois et La Corbière, docteurs-médecins ; 5° l'opinion de plusieurs autres savants praticiens sur les prétendus signes de la mort : je concluerai ensuite.

I. — Analyse des vœux de divers Conseils généraux des départements.

VIENNE. — Le Conseil émet le vœu que le délai fixé pour les inhumations courre depuis la déclaration du décès et soit augmenté de 24 heures (1). (*Intérieur*, 1834.)

VIENNE. — Rappel du vœu qu'il a émis dans la session de 1834. (*Intérieur*, 1835.)

SARTHE. — Vœu pour la révision de la législation sur les inhumations et pour l'ÉTABLISSEMENT, *dans chaque commune*, DE LIEUX D'ATTENTE, *où seraient déposés les morts avant leur ensevelissement*. (*Intérieur*, 1835.)

SARTHE. — Le Conseil renouvelle le vœu déjà exprimé touchant la révision de la législation sur les inhumations, et l'ÉTABLISSEMENT, *dans chaque commune*, DE LIEUX D'ATTENTE *pour les morts avant leur ensevelissement*. (*Intérieur*, 1836.)

LOT-ET-GARONNE. — LES INHUMATIONS PRÉCIPITÉES ENTRAÎNENT DE FRÉQUENTS ET DÉPLORABLES ACCIDENTS. Le Conseil demande que le gouvernement examine la question de savoir si *le délai de vingt-quatre heures exigé par la loi est suffisant*, et que, dans tous les cas, il tienne strictement la main à l'exécution de cette loi. (*Intérieur*, 1839.)

AUBE. — Les annales de la médecine OFFRENT TROP D'EXEMPLES D'INHUMATIONS FAITES AVANT DÉCÈS, et celles de la justice TROP DE PREUVES D'ASSASSINATS CONSTATÉS APRÈS L'INHUMATION DES VICTIMES (2), *pour qu'il n'y ait pas nécessité d'assurer la constatation des décès par des médecins jurés*. (*Justice et cultes*, 1839.)

(1) 12 heures, sinon 24 heures.

(2) On lit dans le *Siècle* du 8 septembre 1846 :

« *On apporte une telle négligence dans les campagnes à constater les décès*, que souvent les causes de la mort sont ignorées et que l'impunité est assurée au crime. Voici un exemple qui nous offre une triste preuve de ce que nous avançons, car il a fallu des circonstances particulières pour dénoncer le coupable à la justice.

« Dans la petite commune de l'Arche (Basses-Alpes), la femme du sieur D... mourut, et l'on écrivit à son frère, à Paris, qu'une indigestion avait causé sa mort. Celui-ci fit, huit mois après, un voyage à l'Arche, et quelques habitants lui apprirent que les personnes qui avaient enseveli sa sœur avaient remarqué qu'elle avait le crâne enfoncé, la mâchoire brisée et le corps couvert de blessures, mais qu'on s'était bien gardé de dénoncer ces faits à la justice, parce que c'était déshonorer la commune, perdre de réputation une famille et s'exposer à être appelé en témoignage à vingt lieues de là. Il paraît que D... avait tué sa femme parce que celle-ci ne voulait pas consentir à ce qu'il consommât une spoliation à l'aide d'un abus de confiance.

« Alors seulement, à la diligence du frère, la justice fut informée, l'autopsie eut lieu, et la mort violente fut constatée. D... fut conduit à la prison de Barcelonnette, où nous apprenons qu'il s'est pendu. »

HAUTE-SAÔNE. — FRAPPÉ DES DANGERS QUI RÉSULTENT DES INHUMATIONS PRÉCIPITÉES, le Conseil émet le vœu que le gouvernement prenne des mesures *pour les prévenir d'une manière efficace.* Le Conseil indique, comme moyen d'y parvenir, *l'obligation de faire constater les décès par un médecin, partout où il sera possible; la défense, avec sanction pénale, d'ensevelir les morts avant un délai déterminé;* L'ÉTABLISSEMENT, *dans les villes,* D'UNE CHAMBRE MORTUAIRE. (*Intérieur*, 1845.)

VOSGES. — Vœu pour que le gouvernement recherche les mesures les plus propres *à prévenir* LES DANGERS DES INHUMATIONS PRÉCIPITÉES et examine notamment la question de savoir *s'il ne serait pas possible* D'ÉTABLIR DES SALLES MORTUAIRES *dans les cimetières des communes,* et de prescrire les précautions déjà usitées dans quelques états étrangers. (*Intérieur*, 1845.)

HAUTE-SAÔNE. — Vœu reproduit pour que le gouvernement prenne des mesures efficaces *pour prévenir* LES DANGERS DES INHUMATIONS PRÉCIPITÉES (*Intérieur*, 1845.)

SARTHE. — Le Conseil émet le vœu que la loi que M. le ministre de l'instruction publique s'est engagé à présenter aux Chambres ait pour but de donner satisfaction aux intérêts de l'humanité, de la science et du praticien. Cette loi doit assurer des secours aux indigents malades des campagnes, aux colons affligés par des maladies épidémiques, ET METTRE UN TERME A L'ABUS SI DÉPLORABLE ET SI RÉPANDU DES INHUMATIONS PRÉCIPITÉES. (*Médecine, agriculture et commerce,* 1846.)

II. — Avis du Conseil de santé des armées de terre.

L'avis qui a été émis par le Conseil de santé des armées de terre sera encore, je n'en doute pas, d'une autorité imposante :

Consulté en 1846 par M. le ministre de la guerre sur le mérite d'un ouvrage relatif aux *dangers des inhumations précipitées,* ouvrage dans lequel j'énumérais, pour les réfuter, la plupart des *signes prétendus infaillibles de la mort,* et dans lequel j'insistais pour l'ÉTABLISSEMENT DE DÉPOTS MORTUAIRES, ce Conseil a déclaré que le sujet traité par moi était *important;* qu'il y avait utilité à répandre cet ouvrage, notamment à en autoriser l'achat pour les bibliothèques des hôpitaux militaires (1).

III. — Délibération du Conseil municipal de la ville de Beauvais.

En 1846, le Conseil municipal de la ville de Beauvais examinait la question de savoir s'il convenait de créer un *médecin vérificateur des décès.* La commission, qui s'était prononcée pour l'affirmative, est restée presque seule de son avis : dix-sept voix contre huit ont déclaré *que cette mesure serait* INSUFFISANTE.

IV. — Opinion de MM. les docteurs Bourgeois et La Corbière.

Quelques jours avant la délibération significative dont je viens de faire mention, M. le docteur Jules Bourgeois, membre de l'Athénée du Beauvaisis, m'ayant fait l'honneur de rendre compte de quelques unes de mes publications sur les *dangers*

(1) Lettre de M. le Ministre de la guerre à l'auteur ; 1846. — Ce conseil était composé de MM. Moizin, Bégin, Pasquier, Brault, baron Michel, Baud, Judas, secrétaire.

des inhumations précipitées, terminait par ces mots que je suis heureux de pouvoir livrer aux méditations de mes lecteurs :

«..... Dira-t-on encore, après ces faits, que dans une ville où tous les médecins « sont connus de l'officier de l'état-civil, un certificat du médecin-vérificateur des « décès offre plus de garantie qu'un certificat du médecin qui a soigné le défunt « pendant sa dernière maladie? Dira-t-on encore que le titre de vérificateur des « décès lui donnera des connaissances que n'ont pas eues les Winslow, les « Vésale, les Ambroise Paré, les Haller, les Bichat, les Portal et les Marc, Olivier, « Orfila, etc.?

« Non; toute science humaine a des limites, et la science du médecin a aussi « les siennes qu'il faut franchement reconnaître. Ayons donc le courage et la « loyauté d'avouer et d'indiquer les limites de nos connaissances, et confessons « qu'*il n'y a d'autre signe certain* de la mort qu'un commencement de *putréfation « cadavérique.*

« Un médecin vérificateur des décès serait donc complétement inutile dans no- « tre ville, et l'argent que lui donnerait la commune ne servirait qu'à inspirer « une fausse sécurité qui pourrait bien un jour être suivie de quelque cruelle dé- « ception.

« Mais, dira-t-on, vous voulez donc que, dans chaque famille, on attende la pu- « tréfaction d'un cadavre? Ce serait vouloir développer des germes de maladies et « même d'épidémies cruelles. Non pas : nous voulons la sécurité publique, et l'exé- « cution de la loi dans sa lettre et dans son esprit.

« La loi ordonne que les cimetières soient situés à une certaine distance des « habitations : le cimetière de Beauvais remplit à cet égard toutes les conditions « que la loi exige; il est par conséquent possible, et nous ajouterons qu'il serait « indispensable d'y construire une salle d'attente destinée à recevoir provisoire- « ment, *à l'issue de la cérémonie religieuse*, c'est-à-dire vingt-quatre heures au « moins après la mort apparente, tous ceux dont on aurait déclaré le décès. Nous « voudrions que les corps y fussent apportés dans une bière non clouée, et le vi- « sage non recouvert du linceuil, puis déposés dans la salle d'attente.

« Cette salle d'attente serait séparée, par un vitrage non mobile, d'une *cha- « pelle mortuaire* desservie quotidiennement par un prêtre, aux frais de la com- « mune. Nous avons consulté, pour l'établissement de cette chapelle, une autorité « compétente dont les vœux à cet égard sont exactement conformes aux nôtres. « Ce n'est donc pas de ce côté qu'on rencontrerait des difficultés d'application.

« Nous voudrions enfin que les corps restassent déposés dans cette salle d'at- « tente jusqu'à ce que le seul signe certain de la mort permette de les enterrer en « toute sécurité. Ce seul signe certain de la mort, c'est le commencement de la « putréfaction cadavérique; est-il besoin d'un médecin pour le constater? Non, « car tout le monde est apte à reconnaître la couleur verdâtre des parois abdomi- « nales.

« La mesure que nous proposons offre cet avantage, qu'elle permet enfin que « les articles 77 et 80 du Code civil soient exécutés; car l'officier de l'état-civil « *se transportant* auprès des personnes décédées, pourrait *constater lui-même*, « comme la loi l'exige, la réalité du décès, et délivrer alors son autorisation en « toute sécurité.

« On nous objectera, comme on l'a déjà fait à ceux qui ont proposé des mesu- « res analogues, que nous allons créer auprès de la ville un foyer de putréfaction, « source de maladies. La science et les faits ont déjà répondu pour nous à cette « objection: en Allemagne, ces salles d'attente existent, et, grâce aux précau-

« tions que l'on y prend et dont l'emploi est si simple, il n'en est jamais résulté « aucune maladie.

« En résumé, voici ce que nous demandons :

« 1° Qu'on maintienne l'usage d'un certificat du médecin qui a soigné le défunt « dans sa dernière maladie ;

« 2° Qu'on établisse une salle d'attente dans le cimetière ;

« 3° Qu'une chapelle adjacente à cette salle, mais n'ayant avec elle aucune « communication par où l'air vicié puisse s'introduire, soit érigée dans les anciens « bâtiments du cimetière ;

« 4° Qu'aucune inhumation n'ait lieu *sans* une autorisation de l'officier de l'*état-« civil, qui ne pourra* (ce sont les termes du Code civil) *la délivrer* qu'après s'être « transporté auprès de la personne décédée pour s'assurer du décès. » — V. le *Progrès de l'Oise* du 31 juillet 1847.

Puisse la municipalité de Beauvais, adoptant les propositions du savant praticien, donner ainsi à la France un utile et glorieux exemple ! — Le projet de SALLE D'ATTENTE de M. Jules Bourgeois est, à peu de choses près, celui que j'ai remis au gouvernement en 1832.

Je ne saurais mieux faire connaître l'opinion de M. La Corbière, docteur-médecin, qu'en transcrivant ici son apostille placée en marge de la pétition de M. Dufay, — *pris pour mort il y a quelques années !*

« Je soussigné, docteur en médecine de la faculté de Paris, membre de la Lé-« gion-d'Honneur, etc., joins bien volontiers, bien instamment mes vœux à ceux « de l'honorable pétitionnaire, pour la réalisation des améliorations sociales qu'il « sollicite à si juste titre des hauts pouvoirs de l'Etat ; améliorations qui, en partie « du moins, — les inhumations prématurées — font en ce moment l'objet des mé-« ditations d'une commission scientifique à laquelle j'ai l'honneur d'appartenir ; « qui sont déjà acquises à d'autres pays beaucoup moins avancés que le nôtre en « civilisation, ET QUI NE SAURAIENT, SOUS PEINE DE LÈSE-DIGNITÉ NATIONALE ET « DE LÈSE-HUMANITÉ, ÊTRE PLUS LONGTEMPS REFUSÉES A LA FRANCE PROGRESSIVE « ET LIBÉRALE. » — Paris 1846.

V. — Examen théorique des prétendus signes de la mort.

Plusieurs personnes — entre autres un officier de santé, — m'ont adressé cette objection « que les signes caractéristiques de la mort étant actuellement aussi « nombreux que bien connus, on ne pouvait, sans une folle témérité, douter à « cet égard d'une science qui est représentée notamment par les Ricord, les Del-« pech, les Chomel, les Campaignac, les Andral, les Cruveilhier, les Velpeau, etc.

Mais la vie des hommes, de 35 millions d'hommes dont se compose la nation française, est-elle donc placée sous la sauvegarde immédiate de ces honorables exceptions qui existent, je le sais, dans la plupart de nos villes ?

Sont-ils, peuvent-ils être mis à la disposition de tous?

Et êtes-vous bien certain que ces hommes, éminents par le savoir, par l'expérience, par la modestie, ne soient pas plus en garde qu'aucun autre contre ce que vous appelez les signes de la mort ?

Souffrez que j'établisse une comparaison :

Parce qu'il existe un grand nombre de chirurgiens, confierez-vous volontiers au premier chirurgien venu le soin d'une grave opération ? l'amputation d'un bras, d'une jambe?

Non, sans doute.

Mais si vous êtes tant craintif et tant circonspect pour ce qui regarde votre bras ou votre jambe, la partie enfin, le serez-vous donc moins relativement au tout?

Oserez-vous répéter que tous les médecins, tous les officiers de santé, tous ceux qui, même à Paris, exercent sans être pourvus d'un diplôme, oserez-vous certifier publiquement — et non dans une lettre dont j'ai jugé à propos de mépriser l'inconvenance — que *tous, même ceux qui exploitent nos campagnes, ont le coup d'œil assez sûr* (1), assez perçant, la science assez infuse *pour bien distinguer*, durant une courte visite, ce que vous appelez complaisamment *les signes évidents et nombreux de la mort?*

Ne vous hâtez point d'insister, car, je l'ai dit, la presse, qui ne cesse de tonner contre l'abus épouvantable des inhumations trop promptes, viendrait donner un cruel démenti à votre étrange assertion.

Et quels sont, dites-moi, ces signes de la mort dont — à l'insu et sans la participation des corps savants — vous proclamez l'existence?

Je vous écoute; et afin de vous répondre, afin d'édifier quiconque est entièrement étranger à la science médicale, je résumerai en même temps une partie de ce qu'ont dit les maîtres en pareille matière.

LA RIGIDITÉ CADAVÉRIQUE?

Mais la rigidité n'est pas plus un signe de la mort réelle que la mollesse, la flaccidité des muscles ne sont des signes de vie. Dans certaines maladies convulsives, le jeu des articulations est anéanti, et les membres demeurent dans un état complet d'extension jusqu'à la cessation du paroxisme. Chez les asphyxiés par le froid, il y a rigidité des membres, engourdissement, perte de tout mouvement, etc. Chez les cataleptiques, les muscles conservent la position qu'on leur donne. Et il en est encore ainsi à l'égard des individus qui tombent en syncope (2).

Bichat, Haller, etc., ont nié, d'ailleurs, que cette rigidité fût constante. Souvent elle n'arrive que tard après la mort, notamment dans les maladies du cœur. Chez les personnes mortes d'hydropisie, de leucophlegmatie, de fièvres putrides, etc. les jointures conservent une certaine souplesse et une certaine chaleur.

Objecterez-vous, néanmoins, qu'il faut distinguer la roideur cadavérique de celle qui a lieu dans la congélation ou qui accompagne un état convulsif des muscles?

Mais c'est là une distinction subtile, difficile à établir, et relativement à laquelle les praticiens ne sont point d'accord. Et, croyons-le bien, les opposants ont raison, *puisque les accidents que cet ouvrage a pour but de signaler ne cessent de se reproduire, — surtout dans les campagnes* (3).

« . . . Nous n'hésitons pas à dire que MM. Orfila, Bouillaud, etc., ont trop gé-« néralisé, et qu'en suivant ce principe, on pourrait être souvent induit en erreur « par certaines raideurs observées dans les cadavres, qui ne sont point la rigidité « cadavérique (4).

« La rigidité cadavérique est un des signes les plus sûrs, sans être cependant « incontestable (5). »

(1) Textuel.

(2) Voyez Davis, *Projet de règlement concernant les Décès*, etc. Edit. Verdun, 1806.

(3) Cette réflexion m'a été faite de nouveau par mon respectable ami, celui-là même que la vénération publique désignait sous ce nom : LE PETIT MANTEAU BLEU !

(4) Julia de Fontenelle, *Recherches médico-légales sur l'incertitude des signes de la mort*, etc.; 1834.

(5) Voyez la note précédente.

L'INSENSIBILITÉ?

Mais une foule de phénomènes aussi authentiques que bien décrits démontrent que dans les paralysies, les asphyxies, les apoplexies, etc., tous les indices du mouvement et de la sensibilité disparaissent. — Durant les accès de la catalepsie, par exemple, les corps sont insensibles ; il est vrai que, dans ce cas, l'ouïe et parfois la vue subsistent encore, et que, — chose horrible ! — les malheureux dont les corps sont ainsi engourdis peuvent assister au spectacle de leur inhumation !

« Les nerfs peuvent être engourdis à un tel point, que les signes de la vie peu-« vent être comme anéantis pendant quelques jours (1), etc. »

L'état d'insensibilité est un signe tellement incertain « qu'on peut souffrir des « incisions cruciales de toute l'étendue du bas-ventre sans donner des signes de « vie. Il y a plus : on peut encore, sans donner aucun signe de sensibilité, souf-« frir l'incision des téguments et des muscles de la poitrine ; celle des cartilages « des côtes, etc. (2). »

LE DÉFAUT DE BATTEMENT DE CŒUR ET DE PULSATION DES ARTÈRES?

Mais écoutez ce que dit à ce sujet l'immortel Harvey, celui qui renversa, par ses brillantes démonstrations, la fausse théorie de ses prédécesseurs :

« Il y a des animaux à sang chaud, qui vivent longtemps sans pouls ; quelques-« uns demeurent cachés sous terre pendant tout l'hiver, et ils vivent, quoique « leur respiration s'arrête, quoique leur cœur soit sans mouvement. »

Ecoutez encore ce que disent là-dessus nos théoriciens et nos praticiens modernes :

« Cette fonction de la vie peut être suspendue, sans qu'il y ait mort réelle.

« Le docteur Stevenson (*Essais et Observations de la société d'Edimbourg*) est « persuadé qu'après que les mouvements du cœur, des artères et des poumons ont « cessé, il reste encore une petite portion de vitalité qui mérite de l'attention, *et « que la négligence de ce fait a plus d'une fois entraîné des résultats déplorables* (3). »

LA SORTIE SPONTANÉE DES MATIÈRES FÉCALES?

Mais cet indice, tiré de l'état du sphincter de l'anus, est excessivement trompeur.

Dans les diarrhées, dans les dyssenteries, dans les maladies nerveuses, dans la paralysie, dans les attaques d'épilepsie, les matières fécales sont poussées au dehors, quelque effort que l'on fasse, et quoique le sphincter n'ait point perdu sa faculté contractile. — Et contrairement, dans l'état de mort, les excréments peuvent être retenus, parce que le sphincter a conservé sa contractilité (4).

L'AFFAISSEMENT DE LA CORNÉE TRANSPARENTE, ET LE DÉFAUT D'ÉCLAT DES YEUX?

Mais il y a des cadavres dont les yeux ont autant, sinon plus d'éclat, que ceux des vivants. Dans les asphyxies par méphitisme, dans les apoplexies, la cornée appelée transparente, conserve toute sa pellucidité, tandis qu'il y a des individus

(1) Voyez Davis, *Projet de règlement concernant les Décès*, etc. Edit. Verdun, 1806.
(2) Bruhier, *Dissertation sur l'incertitude des signes de la mort* ; 2 vol., 1745-1749.
(3) *Dictionnaire de Médecine*, 2ᵉ édit., 1839.
La personne à qui je m'adresse ici plus en particulier sait on ne peut mieux à quoi s'en tenir, relativement à l'inobservation de ce fait.
(4) Voyez Davis, *Projet de règlement concernant les Décès*, etc. Edit. Verdun, 1806.

chez qui cette membrane est constamment troublée par l'effet d'une ophthalmie chronique ou de quelque autre maladie.

« Quoique ce signe accompagne très souvent la mort, il peut aussi se rencon- « trer durant la vie (1).

« S'il est vrai de dire qu'en général les yeux se ternissent et s'enfoncent après « la mort, il est également constant que cet effet ne s'observe pas toujours; qu'il a « quelquefois lieu du vivant de l'individu (2). »

L'immobilité de la pupille n'est pas non plus un signe évident de mort; elle a lieu dans l'amaurose ou goutte sereine, dans l'asphyxie, la catalepsie et certaines affections vaporeuses.

LE REFROIDISSEMENT ?

Mais ceci est une plaisanterie. Les individus qui sont asphyxiés par submersion et qu'on a le bonheur de sauver, prouvent combien ce signe est équivoque par lui-même. Ils sont froids comme glace.

Il en est souvent ainsi relativement aux individus qui se trouvent atteints d'une maladie nerveuse quelconque, etc., et qui, étant réputés morts, sont exposés imprudemment à l'air non tempéré.

« . . . Ce refroidissement n'étant que le résultat de la suspension de la respi- « ration et de la circulation, est, par conséquent, un des signes les plus incertains « de la mort... Nysten, et plusieurs autres auteurs assurent que les asphyxiés « par le charbon peuvent être chauds pendant douze heures... Nous dirons, en « outre, que le refroidissement général du corps peut exister, pendant la vie, à « un degré aussi élevé qu'après la mort, dans quelques affections nerveuses, et « surtout pendant la dernière période de l'hystérie (3).

LA FACE CADAVÉREUSE OU HIPPOCRATIQUE ?

Mais la diminution de l'énergie du principe vital suffit pour occasionner une pâleur mortelle. Les filles qui ont les pâles couleurs; plusieurs personnes attaquées d'engorgement ou d'obstructions des viscères abdominaux; certains hydropiques, etc., ont la figure d'un jaune pâle, et semblent n'avoir pas plus de vie que les cadavres.

La plupart des individus qui sont complétement asphyxiés par les gaz délétères, ont, au contraire, le visage et les joues vermeils, colorés comme celui des personnes en santé.

La lividité, symptôme de presque toutes les cachexies, n'indique pas plus un état de vie qu'un état de mort.

LE DÉFAUT DE REDRESSEMENT DE LA MACHOIRE INFÉRIEURE, APRÈS QU'ELLE A ÉTÉ ABAISSÉE AVEC FORCE?

Mais « ce signe, qui a été donné par Bruhier, est mauvais sous tous les rap- « ports; car, d'une part, on peut le rencontrer dans la syncope, et de l'autre, « la mâchoire peut se redresser par un reste de contractilité des tissus. L'on « peut même ajouter que, dans certains cas, la bouche restant béante après la « mort, il est impossible de constater ce phénomène (4). »

(1) *Dictionnaire de Médecine*, 2e édit., 1839.
(2) Orfila, *Secours à donner aux personnes empoisonnées et asphyxiées*, 2e édit., 1825, p. 244.
(3) *Dictionnaire de Médecine*, 2e édit., 1839.
(4) *Dictionnaire de Médecine*, 2e édit., 1839.

LE REGORGEMENT DES LIQUIDES?

Mais, dans l'évanouissement, dans l'asphyxie et dans certaines maladies nerveuses, il y a parfois suspension des fonctions vitales à un degré tel, que les muscles du pharynx perdent leur force tonique, et l'œsophage son mouvement péristaltique. Comment voulez-vous, alors, que les liquides parviennent à l'estomac? Les mouvements des muscles qui servent à la déglutition sont impossibles.

L'INSENSIBILITÉ DE LA MEMBRANE PITUITAIRE?

Mais, dans certains cas de mort apparente, les errhines ou sternutatoires, les piqûres faites à cette membrane, ont souvent été impuissants pour rappeler à la vie, et on a employé avec succès des moyens plus énergiques. Cette membrane, d'ailleurs, est susceptible de paralysie, comme toute autre partie du corps.

L'AFFAISSEMENT ET LE FRONCEMENT DES LÈVRES?

Mais cet affaissement et ce froncement existent très rarement dans les cas de mort par asphyxie, apoplexie, hydropisie, etc.

Les filles d'une constitution délicate et irritable sont sujettes aux spasmes des muscles de la face, et, par conséquent, à la distorsion des lèvres; distorsion qui s'observe aussi dans le rire sardonique, dans les paralysies, dans le *chorea sancti viti*.

Dans plusieurs autres cas encore, il y a des individus réellement morts, chez qui un pareil état de lèvres n'a pas lieu.

LES TEMPES CREUSES ET LE NEZ EFFILÉ?

Mais tous ces signes, qui se font remarquer chez certains malades, dénotent simplement un grand accablement du principe de la vie et non pas une mort réelle.

LA PERTE DE LA TRANSPARENCE DE LA MAIN? (1)

Mais « . . . M. Orfila a fait connaître combien ce signe offre peu de certitude, « puisque les doigts d'individus morts depuis deux jours offraient cette transpa- « rence (2). »

LA RÉUNION DE TOUS CES SIGNES?

Mais, outre que ce phénomène se présente rarement, soit tout d'abord, soit même dans un temps donné, il demanderait, pour être étudié, des observateurs tels et en tel nombre, qu'il est inutile d'insister sur ce point.

Diverses expériences vulgairement usitées pour vérifier si la mort est imparfaite ou absolue, doivent être rappelées ici, d'autant plus que leurs faux résultats n'inspirent que trop souvent une fatale sécurité, sécurité qui coûte la vie à un grand nombre de citoyens.

1° *On place près de la bouche la flamme d'une bougie. Si cette flamme reste immobile, on en tire la conclusion que le sujet est mort.*

Bornons-nous à rappeler ici que, dans tous les cas de mort apparente, le souffle vital étant suspendu, l'expérience dont il s'agit ne vaut rien, relativement à la constatation de l'état de mort absolue.

2° *On place un fil très délié sous les ailes du nez ou devant la bouche.*

Même observation.

(1) Phénomène que l'on constate en plaçant la main du cadavre entre l'œil et une lumière.

(2) *Dictionnaire de Médecine*, 2e édit., 1839.

3° *On approche un miroir de la bouche.*

Même observation encore. — Les asphyxiés par le froid et qu'on est parvenu à ranimer, n'auraient point terni ce miroir; tandis qu'au contraire, les corps des cadavres encore chauds, — ils le sont souvent pendant douze heures, — exhalent des vapeurs qui le ternissent. Plusieurs fois j'en ai fait et vu faire l'expérience.

Le galvanisme, dont on n'a pas encore osé généraliser l'emploi, est cependant à peu près le seul agent dont il soit fait mention honorable dans le *Dictionnaire de Médecine.*

Voici, au surplus, selon les savants rédacteurs de ce livre immortel, quels sont les trois signes certains de la mort :

1° *La rigidité cadavérique.*

Comme je l'ai dit, beaucoup de praticiens ne sont point de cet avis; plusieurs d'entre eux, Bichat, Haller, etc., ont nié que cette rigidité fût constante; et, enfin, répétons-le à satiété, *la désolante logique des faits donne raison aux opposants.*

2° *L'absence de contraction musculaire sous l'influence des stimulants électriques ou galvaniques.*

A cet égard, les praticiens sont loin d'être unanimes, et ceci provient sans doute de ce qu'on n'a encore recueilli que très peu d'observations probantes.

On se demande, par exemple, d'après les observations qui ont été faites par Aldini (1) et par Mongiardini (2), si celui dont un membre paralysé se refuse aux contractions musculaires sera considéré comme mort?

Dans certains cas, on peut, d'ailleurs, obtenir des contractions musculaires sur des corps entièrement privés de vie. J'en ai fait l'expérience.

3° *La putréfaction.*

Ici, et sauf toutes réserves à l'égard des autres signes, il n'y a point de contradicteurs.

Evidemment, la corruption putride,— la putréfaction cadavéreuse, bien entendu, — est un signe certain de mort.

« Le signe le plus certain de la MORT, » — dit M. Orfila, — « est la « PUTRÉFACTION bien caractérisée (3). »

Il y a plus :

« On n'a de preuves infaillibles de la MORT, » — Selon Zacchias, Terrili, etc., — « que dans un commencement de PUTRÉFACTION du corps. »

« La PUTRÉFACTION, » — dit Portal, « est le SEUL vrai signe de MORT...
« C'est donc un devoir sacré d'attendre, avant d'ensevelir un corps, qu'il soit réduit
« à cet état où la mort ne peut être douteuse. »

« Les signes de la MORT,— la PUTRÉFACTION exceptée,— ne sont que « négatifs. Chacun d'eux, pris séparément, est incertain... Ces signes sont « trompeurs et ont trompé mille fois. » — Thierry.

« Il n'est qu'un signe de réel et d'absolu : c'est la PUTRÉFACTION. La « PUTRÉFACTION est le cachet de la MORT. » — Julia de Fontenelle.

« La PUTRÉFACTION exceptée, chacun des signes de la MORT pris séparément, *ne donne qu'un très faible degré de certitude* (4).

(1) *Essai sur le Galvanisme.*
(2) *De l'application du Galvanisme à la Médecine.*
(3) *Secours à donner aux personnes empoisonnées ou asphyxiées*, 2e édit., 1825, p. 242.
(4) *De la Léthargie et des Signes qui distinguent la mort réelle de la mort apparente;* F.-L. Pichard, médecin, 1830. On ne saurait trop recommander la lecture de cet excellent opuscule.

« . . . C'est qu'en effet, d'après les observateurs les plus judicieux, LA PUTRÉ-
« FACTION EST LE SEUL SIGNE INFAILLIBLE DE LA MORT *définitive*. Encore ne « doit-on pas s'en laisser imposer par la mauvaise odeur qui peut, pour des « causes très diverses, s'exhaler du corps d'une personne qui serait seulement « dans un état de *mort apparente*. Tous les signes accessoires, tels que le *refroidis-« sement, l'absence de la respiration et de la sensibilité*, ET MÊME LA RAIDEUR CA-« DAVÉRIQUE, ne peuvent donner que des présomptions insuffisantes dans une « affaire d'une aussi grave importance (1).

Tel est encore le sentiment de Stalh, de Boërhaave, de Fabri, — Amatus Lusitanus, etc., et de la plupart des praticiens modernes.

Mais quoi! dans une foule de circonstances, la mort est précédée d'une asphyxie plus ou moins longue; sa durée peut dépasser toutes nos prévisions; dans la mort imparfaite, comme dans la mort absolue, dis-je, il y a arrêt de la circulation, suspension des mouvements vitaux; et ces signes sont tellement trompeurs, que des sociétés savantes, de simples particuliers même, ont cru devoir fonder des prix pour récompenser le citoyen qui en découvrira d'infaillibles; des événements aussi terribles qu'humiliants pour nous, nation civilisée, se reproduisent journellement. — Oui, des hommes dont le décès officiel a été légèrement, superficiellement constaté; des hommes réputés morts et mis dans la bière, se réveillent inopinément sur les tréteaux, sur la voie publique, dans les temples, dans les cimetières, dans la fosse; des hommes abandonnés de tous reviennent subitement à la vie; et on persisterait à repousser toute proposition qui tendrait à nous préserver des illusions des signes négatifs de la vie et des signes positifs de la mort!

Plein d'un fanatique respect pour la science des hommes, on voudrait rester dans le *statu quo!*

De deux choses l'une :

Ou bien ceci ressemblerait à de la présomption et à de l'opposition systématique; ou bien les praticiens, les savants de l'Allemagne, — ceux-là qui ont protesté les premiers contre le dogme absurde de l'infaillibilité scientifique, en participant à la fondation des *Maisons mortuaires*, — seraient profondément crédules et profondément ignorants!

Choisissez! Mais,— ainsi que vous l'avez déjà fait, —*ne donnez plus le change à mes paroles*. En cherchant à constater l'impuissance des vérifications de la science dans certains cas, je n'ai entendu contester ni sa haute utilité, ni sa marche accélérée qui, certes, doit frapper d'admiration les moindres observateurs.

CONCLUSION.

Je me résume :

LES SIGNES DE LA MORT SONT GÉNÉRALEMENT DOUTEUX.

Comme la maladie, la mort a des aspects et des formes variées; elle subit des phases qui mettent journellement en défaut la science de l'observateur.

Aussi, fréquemment, des individus réputés morts et abandonnés comme tels, sortent assez à temps de leur léthargie profonde pour n'être pas enterrés vivants.

(1) *Encyclopédie des Gens du monde*; édit. 1843, art. MORT.

Le délai fixé par la loi entre le décès et l'inhumation est évidemment trop court; d'ailleurs, ce délai n'est ni religieusement ni rigoureusement observé!... Dans beaucoup de localités, — surtout dans les hôtelleries et dans les campagnes, — il est de notoriété publique que la déclaration des décès est souvent faite *prématurément*, *inexactement*, *mensongèrement*, et ce, dans le but coupable d'activer les funérailles.

Pour suppléer à l'insuffisance démontrée des vérifications scientifiques; pour que les prescriptions de la loi ne soient plus éludées; pour prévenir le retour de tant d'événements lamentables dont chaque jour nous apporte les récits :

Je demande QU'IL SOIT ÉTABLI DES MAISONS MORTUAIRES *dans les cimetières de chaque commune, afin que les corps de ceux dont le décès aura été officiellement constaté* y soient, *à l'issue de la cérémonie religieuse*, — gardés jusqu'a l'heure ou les signes caractéristiques et SEULS infaillibles de la mort, — ceux de la PUTRÉFACTION, — se seront manifestés.

On reproduira, sans doute, la question suivante :

S'agit-il d'abolir la cérémonie religieuse des funérailles?

Non, certes. Il s'agit simplement d'en modifier la forme.

La Religion, — qu'il faut bien se garder de calomnier, — a pour but l'amélioration progressive et indéfinie de la condition humaine. Envisagée sous ce point de vue rationnel, il me semble également rationnel d'affirmer que, relativement à une institution de prévoyance et d'humanité, d'une institution qui doit nous mettre à l'abri du danger affreux de donner la sépulture aux vivants, de réduire ceux-ci aux cruelles extrémités du désespoir, de la faim, de la rage et du blasphème, — la Religion ne saurait être un obstacle.

« Les hommes, — dit Fénelon, — n'entendent point ce que c'est que la Religion « quand ils la font consister uniquement dans le culte extérieur. Ce culte en est « l'expression et non la forme. L'essentiel de la Religion consiste donc, » etc.

Namque curatio funeris, conditio sepulturæ, pompa exsequiarum magis sunt vivorum solatia quam subsidia mortuorum. — De civit. Dei.

« La pompe des enterrements intéresse plus la vanité des vivants que la mé« moire des morts. » La Rochefoucauld, *Maximes*.

Tel est l'objet de ma nouvelle publication, en faveur de laquelle je réclame avec confiance toutes les sympathies de mes concitoyens.

L. G.

Extrait d'un compte-rendu de la REVUE INDÉPENDANTE du 25 janvier 1846.

« M. Le Guern vient de publier une troisième brochure sur les *Dangers des inhu« mations prématurées*. Dans ce nouveau mémoire, plein de faits aussi intéressants « que terribles, l'auteur a discuté toutes les considérations morales, théoriques et « pratiques qui se rapportent à son sujet. Il a particulièrement insisté sur l'insuf« fisance absolue de tous les signes de la mort, à part un seul, la putréfaction. « Cette discussion, appuyée sur des expériences, *sur l'autorité des plus illustres « médecins*, et sur la logique encore plus éloquente des faits, *démontre clairement « l'imprévoyance déplorable de la législation actuelle sur les inhumations*, etc.

« Les Chambres devraient prendre en considération les projets de réforme et les « remèdes que M. Le Guern propose dans ses pétitions et ses excellents mémoires.»

Docteur B***.

Nous ferons suivre l'extrait ci-dessus de quelques-unes des nombreuses lettres adressées à l'auteur pendant une période de trente années. Ceci ne saurait avoir le caractère d'une réclame; c'est — nous le disons hautement et sans ménagements — un supplément de réponse aux dénégations effrontées et aux dénigrements systématiques de la médecine routinière, se targuant d'*infaillibilité ;* triste contraste de la haute et noble corporation qui se trouve placée en tête de l'humanité.

MONSIEUR,

J'ai mis sous les yeux du prince Président de la République la brochure que vous avez publiée sur les *Dangers des inhumations précipitées*. Il y a longtemps qu'il a été frappé, comme vous, de l'importance de cette question, qui intéresse toutes les familles. En applaudissant à votre zèle, à votre persévérance, il vous félicite du talent avec lequel vous continuez à soutenir une noble thèse. Il sera heureux de voir se répandre un mémoire aussi savant qu'utile, et il me charge de souscrire en son nom pour cinquante exemplaires. Je m'empresse d'obéir à un ordre qui témoigne de sa sympathie pour les ouvrages qui sont aussi de bonnes œuvres.

Recevez, Monsieur, l'assurance de mes sentiments distingués.

J. LE FEVRE DEUMIER.

Paris, 17 septembre 1852.

MONSIEUR,

..... La nouvelle publication que vous m'avez adressée sur les *Dangers des enterrements trop prompts* m'intéresse trop pour que je puisse me dispenser de vous témoigner, une nouvelle fois, toute ma sympathie et tous mes remerciements.

Berlin, 17 mai 1845.

FRÉDÉRIC-GUILLAUME.

MONSIEUR,

..... En lisant votre dernière brochure, il est impossible que les plus apathiques ne soient touchés de votre zèle et des raisons puissantes que vous opposez à vos contradicteurs, etc.

P.-J. DE BÉRANGER.

MONSIEUR,

..... Je vais porter votre brochure à mon département; elle sera publiée par extrait dans le *Mémorial de la Dordogne,* journal que j'ai fondé pour répandre des vérités d'utilité publique. Celles que contient votre œuvre de philanthropie sont de premier intérêt, etc.

Maréchal BUGEAUD.

..... Malheureusement les héritiers sont si pressés de succéder que *très souvent,* surtout dans les campagnes, où l'on n'a pas deux chambres, on active tant qu'on peut les funérailles, etc.

DUPIN aîné.

..... J'espère avec vous que l'autorité publique prendra des mesures pour prévenir d'aussi effroyables malheurs.

Comte Siméon.

..... S. M. la reine a désiré prendre pour ses bibliothèques dix exemplaires de cet ouvrage, inspiré par un sentiment profond d'humanité, etc.

Borel de Brétizel,
secrétaire des commandements de Sa Majesté.

..... J'ai lu avec un vif intérêt votre livre sur le *Danger des inhumations trop promptes;* cette lecture commencée, je dois l'avouer, à cause de l'auteur, a été achevée pour le livre lui-même. C'est plus qu'une œuvre philanthropique, et cet écrit se recommande non moins par la forme que par le fond.

Veuillez, etc.

Votre dévoué compatriote,

Bernard de Rennes, député.

..... Lorsqu'on a septante fois raison, la routine s'émeut; les charlatants se scandalisent; les véritables médecins n'y peuvent rien. Quant aux Académies, c'est tout différent : elles ont l'habitude de nommer des commissions pour délibérer gravement si le feu existe là où l'on crie : *Au feu!...* Et, plus ou moins tard, les pompiers arrivent pour constater l'importance du dégât. Poursuivez votre noble tâche, et laissez dire. Croyez à toute la sympathie de celui qui vous serre la main.

Eugène Sue.

(1529.) — Dijon, imp. J.-E. Rabutôt.

www.ingramcontent.com/pod-product-compliance
Ingram Content Group UK Ltd.
Pitfield, Milton Keynes, MK11 3LW, UK
UKHW020944180726
13838UKWH00003B/1112